河北省科学技术协会科普创作出版资金资助

社区呼吸康复

管理手册

主　审　李冬生

主　编　闫　莉　何静春　彭秋凤

天津出版传媒集团

天津科技翻译出版有限公司

图书在版编目(CIP)数据

社区呼吸康复管理手册 / 闫莉, 何静春, 彭秋凤主编. -- 天津：天津科技翻译出版有限公司, 2025. 2.

ISBN 978-7-5433-4555-3

Ⅰ. R560.9-64

中国国家版本馆 CIP 数据核字第 2024DP6764 号

社区呼吸康复管理手册

SHEQU HUXI KANGFU GUANLI SHOUCE

出　　　版：天津科技翻译出版有限公司

出 版 人：方　艳

地　　　址：天津市和平区西康路 35 号

邮政编码：300051

电　　　话：(022)87894896

传　　　真：(022)87893237

网　　　址：www.tsttpc.com

印　　　刷：高教社(天津)印务有限公司

发　　　行：全国新华书店

版本记录：710mm×1000mm　16 开本　11 印张　210 千字

2025 年 2 月第 1 版　2025 年 2 月第 1 次印刷

定价：59.00 元

编者名单

主　审

　　李冬生 天津市南开医院

主　编

　　闫　莉 河北省人民医院

　　何静春 天津医科大学附属第四中心医院

　　彭秋凤 天津医科大学附属第四中心医院

副主编

　　刘大军 天津医科大学附属第四中心医院

　　李　琦 天津市第三中心医院

　　王　岚 天津医科大学护理学院

编　　者（按姓氏汉语拼音排序）

　　丛　名 天津医科大学附属第四中心医院

　　崔　蓉 天津大学天津市第四中心医院

　　付　倩 河北省人民医院

　　郝鲁平 天津医科大学附属第四中心医院

　　李　贺 河北省人民医院

　　李建兴 天津医科大学附属第四中心医院

　　李燚森 天津医科大学护理学院

　　孟小暄 澳门大学社会科学学院

孙增鑫　河北省人民医院

田　正　天津医科大学护理学院

于镇捷　香港城市大学

张晶领　天津医科大学附属第四中心医院

前　言

随着老龄化社会的到来,我国心肺疾病发病率持续增长。药物治疗的效果有限,使心肺功能障碍患者的比例在各类功能障碍中显著增加,患者的日常生活能力受到严重影响。当前,患者的康复需求已远远超过其预防需求,而心肺疾病的康复是各级医疗机构中康复从业人员必须掌握的核心技能。然而,目前相关工作者对心肺疾病康复的认知仍然不足,普及和推广心肺康复技术迫在眉睫,需要引起更广泛的重视。

呼吸康复作为一种非药物治疗手段,通过全面评估患者状况,实施运动训练、教育及行为干预等多维度的康复措施,旨在改善患者的身心状况,并促进其长期坚持健康行为。然而,呼吸康复在实践中面临患者依从性差、出勤率低及退训率高等挑战。研究显示,慢性阻塞性肺疾病患者的呼吸康复参与率低,中途退出率高,依从性差。较低的转诊率、参与率与完成率,不仅影响了患者的肺功能恢复及生活质量,还浪费了宝贵的医疗资源。

社区呼吸康复为解决患者依从性差、出勤率低等问题提供了有效的途径。为确保慢性呼吸系统疾病患者能够更加安全、有效、便捷地接受呼吸康复治疗,并为康复从业者提供科学的参考依据,我们编写了《社区呼吸康复管理手册》。本书采用问答的形式,方便医务工作者及患者查阅和学习呼吸康复相关知识,从而掌握相关技能,完善社区呼吸康复的管理路径和治疗思路。

闫莉　何静春　彭秋凤

目　录

第一部分　呼吸康复基本知识 …………………………………… 1

1. 呼吸康复的目标是什么? …… 2

2. 呼吸康复锻炼的益处有
   哪些? …………… 2

3. 呼吸康复适用于哪些人
   群? ………………… 2

4. 为什么要进行呼吸康复? …… 2

5. 什么是残损? ……………… 3

6. 什么是残疾? ……………… 3

7. 什么是残障? ……………… 3

8. 慢性阻塞性肺疾病患者是残
   损、残疾还是残障? ……… 3

9. 呼吸康复的流程包括哪些? …… 3

10. 什么是主观评估? ………… 3

11. 什么是客观评估? ………… 3

12. 如何制订呼吸康复策略? …… 4

13. 呼吸康复如何分期? ………… 4

14. 患者在呼吸康复前进行哪

些身体检查? ……… 4

15. 如何计算体重指数? ……… 5

16. 如何计算体脂率? ………… 5

17. 如何计算去脂体重? ……… 5

18. 测量腰围有什么意义? ……… 5

19. 什么是腰臀比? …………… 5

20. 什么是呼吸康复评估? ……… 6

21. 社区呼吸康复评估应包括
    哪些方面? ……………… 6

22. 呼吸康复如何进行症状评
    估? …………………… 6

23. 呼吸康复的评估包括哪些
    症状? ………………… 6

24. 呼吸困难评估包括哪些问
    题? …………………… 7

25. mMRC 评分包括哪些问题? …… 7

26. 主观感觉疲劳评估包括哪

些？ …………………… 8

27.呼吸康复前进行的运动评
  估应包括什么？ ……… 8

28.什么是体适能？ ……… 8

29.体适能评估对老年人有什
  么影响？ ……………… 9

30.为什么要进行运动疗法？ …… 9

31.如何将运动融入正常生活？ …… 9

32.呼吸困难时为什么要进行
  高效呼吸？ …………… 10

33.什么是高效的呼吸方法？ …… 10

34.缩唇呼吸的意义是什么？ …… 10

35.缩唇呼吸的好处是什么？ …… 10

36.如何进行缩唇呼吸？ …… 10

37.缩唇呼吸需要注意的问题
  有哪些？ ……………… 11

38.出现什么样情况，可以使
  用缩唇呼吸？ ………… 11

39.什么是腹式呼吸？ …… 11

40.如何进行腹式呼吸？ …… 12

41.在腹式呼吸过程中需要注
  意什么？ ……………… 12

42.如何在步行时应用高效呼
  吸？ …………………… 12

43.在步行过程中高效呼吸时

应注意什么？ ………… 12

44.如何应对在步行过程中出
  现的呼吸困难？ ……… 13

45.如何在上下楼梯时应用高
  效呼吸？ ……………… 13

46.在上下楼梯过程中高效呼
  吸时应注意什么？ …… 13

47.如何在起床时应用高效呼
  吸？ …………………… 13

48.为什么居家使用便捷呼吸
  训练器？ ……………… 14

49.居家使用呼吸训练器应注
  意什么？ ……………… 14

50.患者呼吸康复训练中易导致呼
  吸困难的动作有哪些？ …… 14

51.什么是运动疗法？ …… 15

52.呼吸系统慢病患者为什么要进
  行柔韧性训练？ ……… 15

53.呼吸系统慢病患者为什么要进
  行全身耐力训练？ …… 15

54.呼吸系统慢病患者为什么要进
  行肌力训练？ ………… 16

55.呼吸系统慢病患者为什么要进
  行呼吸肌训练？ ……… 16

56.呼吸肌训练的方式包括哪

些？ …………………………………… 16

57. 物理治疗应关注患者的哪
些问题？ …………………………… 17

58. 什么是气道廓清技术？ …… 17

59. 气道廓清技术的机制是什
么？ …………………………………… 17

60. 加快痰液移动的方法还有
哪些？ ……………………………… 17

61. 气道廓清治疗的核心是什
么？ …………………………………… 17

62. 什么是体位引流？ ………… 18

63. 体位引流的优势是什么？ … 18

64. 体位引流需要注意哪些问
题？ …………………………………… 18

65. 什么是主动循环呼吸技术
（ACBT）？ ………………………… 19

66. 应如何操作呼吸控制技
术？ …………………………………… 19

67. 呼吸控制技术应注意哪些
问题？ ……………………………… 19

68. 呼吸控制技术的目的是什
么？ …………………………………… 20

69. 呼吸控制技术的原理是什
么？ …………………………………… 20

70. 深呼吸有助于排痰吗？ …… 20

71. 深呼吸为什么有助于排
痰？ …………………………………… 21

72. 深呼吸有助于缓解肺不张
吗？ …………………………………… 21

73. 如何进行深呼气？ ………… 21

74. 患者家属怎样辅助叩拍？ … 22

75. 促排痰叩拍的目的是什
么？ …………………………………… 22

76. 促排痰叩拍应注意什么？ … 22

77. 促排痰叩拍正确的操作步
骤是什么？ ………………………… 23

78. 高频胸壁振荡排痰机的作
用是什么？ ………………………… 23

79. 高频振荡排痰的原理是什
么？ …………………………………… 23

80. 高频振荡排痰采取什么体
位最好？ …………………………… 23

81. 高频振荡排痰所采用的压
力取决于患者的感受吗？ … 24

82. 如何设定高频振荡排痰强
度？ …………………………………… 24

83. 高频振荡排痰相对禁忌证
是什么？ …………………………… 24

84. 患者出现呼吸困难症状该
怎么办？ …………………………… 24

85. 为什么要增加呼吸困难患者的氧浓度？ …………… 25

86. 为什么要提高呼吸困难患者的通气效率？ …………… 25

87. 可以用什么方法提高喘憋患者的通气效率？ …………… 25

88. 为什么要提高呼吸困难患者的肌肉利用氧的能力？ …… 25

89. 为什么要改变呼吸困难患者的生活方式？ …………… 25

90. 什么是运动耐量降低？ …… 26

91. 呼吸系统疾病影响运动耐量吗？ …………………… 26

92. 为什么呼吸系统疾病影响运动耐量？ …………………… 26

93. 运动耐量降低者会出现哪些症状？ …………………… 26

94. 呼吸系统慢病患者出现运动耐量降低应如何处理？ ……… 27

95. 什么是有氧训练？ ………… 27

96. 什么是耐力训练？ ………… 27

97. 为什么要进行耐力训练？ …… 28

98. 如何实现有效的耐力训练？ …………………… 28

99. 什么是阈值负荷？ ………… 28

100. 为什么要坚持超负荷原则来体现运动耐力的效果？ …… 28

101. 阈值水平会随着康复训练不断提高吗？ …………… 28

102. 什么是运动训练特异性原则？ …………………… 29

103. 慢跑的益处有哪些？ ……… 29

104. 慢跑能增加下肢的爆发力吗？ …………………… 29

105. 停止运动锻炼，运动的效果会消失吗？ …………… 30

106. 如何进行肌肉力量训练来改善患者手提重物时的呼吸困难症状？ …………… 30

107. 如何进行下肢肌肉力量训练来预防老年人跌倒？ ……… 30

108. 如何进行呼吸肌力量评估？ …………………… 32

109. 呼吸系统慢病患者为什么会出现呼吸肌功能障碍？ … 32

110. 如何改善呼吸系统慢病患者呼吸肌功能障碍？ …… 32

111. 全身运动训练不能改善呼吸障碍吗？ …………… 32

112. 如何进行改善呼吸系统慢病

患者呼吸障碍的膈肌等张训

　练? ············· 33

113. 在膈肌等张训练过程中治

　疗师应注意哪些问题? ····· 33

114. 如何进行改善呼吸系统慢

　病患者呼吸障碍的膈肌等

　长训练? ············· 34

115. 在膈肌等长训练过程中治

　疗师应注意哪些问题? ····· 34

116. 为什么改善呼吸系统慢病

　患者呼吸障碍要进行徒手

　肋间外肌训练? ········· 35

117. 如何进行改善呼吸系统慢

　病患者呼吸障碍的徒手肋

　间外肌训练? ·········· 35

118. 进行徒手肋间外肌训练需

　要注意什么? ·········· 36

119. 如何进行徒手肋间外肌阻

　力训练? ············· 36

120. 训练腹肌有助于有效咳嗽

　吗? ················· 36

121. 在训练腹肌时为什么不建

　议做仰卧起坐? ········· 36

122. 如何实现徒手腹肌的肌力

　训练? ··············· 37

123. 如何设置腹肌训练的阻力

　负荷? ··············· 37

124. 腹肌的阻抗训练怎么做? ····· 37

125. 使用阈值负荷训练器训练

　的是哪块呼吸肌? ········ 38

126. 使用阈值负荷训练器时应

　注意哪些问题? ········· 38

127. 肌肉骨骼紧张的危害是什

　么? ················· 39

128. 颈肩部肌肉紧张会影响呼

　吸吗? ··············· 39

129. 如何针对肌肉骨骼功能障

　碍进行治疗? ·········· 39

130. 如何拉伸上斜方肌? ······· 39

131. 如何拉伸胸锁乳突肌? ····· 40

132. 如何拉伸斜角肌? ········· 40

133. 呼吸操具体动作包括哪

　些? ················· 40

134. 患者居家有什么排痰的好

　方法? ··············· 41

135. 如何使用呼气末正压技

　术? ················· 42

136. 使用呼气末正压技术应注

　意什么? ············· 42

137. 在运动时需要注意什么问

题? …………………… 42

138. 在室外发生呼吸困难该怎
么办? ……………… 42

139. 在室内发生呼吸困难该怎
么办? ……………… 43

140. 患者出现呼吸困难,家属该
怎么办? …………… 43

141. 肩部柔韧性训练该怎么
做? ………………… 43

142. 颈部柔韧性训练该怎么
做? ………………… 44

143. 躯干柔韧性训练该怎么
做? ………………… 44

144. 下肢肌力训练该怎么做? …… 44

145. 利用哑铃进行上肢肌力训
练该怎么做? ……… 45

146. 利用弹力带进行上肢肌力
训练该怎么做? …… 45

147. 什么是痰? ……………… 46

148. 痰液堆积会产生什么后
果? ………………… 46

149. 通过痰液可以知道什么? …… 46

150. 有效的排痰方法是什么? …… 47

151. 呼吸系统慢病患者怎样进
行自我管理以防止病情反

复呢? ……………… 47

152. 什么是氧疗? …………… 48

153. 一旦出现氧气不足会导致
什么后果? ………… 48

154. 为什么必须要吸氧? …… 48

155. 家庭氧疗可以达到哪些效
果? ………………… 48

156. 为什么氧气的吸入需按照
医生处方上的流量要求进
行? ………………… 48

157. 如何确定血液中的氧含
量? ………………… 49

158. 什么是家庭呼吸机辅助疗
法? ………………… 49

159. 为什么沟通与宣教是落实
呼吸康复方案的基石? …… 50

160. 沟通与宣教还应注意询问
哪几个问题? ……… 50

161. 临床评估包括哪几个方
面? ………………… 50

162. 现病史具体包括哪些内
容? ………………… 50

163. 为什么要询问患者的用药
史? ………………… 51

164. 询问患者既往史的目的是

什么？…………………… 51

165. 患者的个人史包括哪些？…… 51

166. 慢性阻塞性肺疾病患者突
然出现呼吸困难的原因有
哪些？…………………… 52

167. 患者出现运动耐力下降的
原因有哪些？…………… 52

168. 慢性阻塞性肺疾病患者一活
动就会喘的原因是什么？…… 52

169. 什么是诊断性测试？……… 53

170. 常见体适能评估项目包括
哪些？…………………… 53

171. 如何进行 2 分钟踏阶试
验？……………………… 54

172. 2 分钟踏阶试验的评分和所
需器材是什么？………… 54

173. 如何进行 30 秒手臂屈曲试
验？……………………… 54

174. 30 秒手臂屈曲试验需要注
意哪些问题？…………… 55

175. 30 秒手臂屈曲试验的评分
标准是什么？…………… 55

176. 如何进行 30 秒椅子站立试
验？……………………… 56

177. 30 秒椅子站立试验所需器

材是什么？……………… 56

178. 30 秒椅子站立试验的评分
标准是什么？…………… 56

179. 如何进行单腿直立平衡试
验？……………………… 57

180. 单腿直立平衡试验所需器
材是什么？……………… 58

181. 单腿直立平衡试验的评分
标准是什么？…………… 58

182. 如何进行座椅前伸试验？…… 58

183. 座椅前伸试验所需器材是
什么？…………………… 59

184. 座椅前伸试验的评分标准
是什么？………………… 59

185. 如何进行抓背试验？……… 60

186. 抓背试验所需器材是什
么？……………………… 60

187. 抓背试验的评分标准是什
么？……………………… 61

188. 呼吸肌功能评估包括什
么？……………………… 62

189. 呼吸肌力量评估包括什
么？……………………… 62

190. 6 分钟步行试验的价值是
什么？…………………… 62

191. 6 分钟步行试验适应证包括什么？ …………… 63

192. 6 分钟步行试验禁忌证包括什么？ …………… 63

193. 6 分钟步行试验需要做哪些准备工作？ ……… 63

194. 如何进行 6 分钟步行试验？ ………………… 63

195. 如何解读 6 分钟步行试验报告？ …………… 64

196. 什么是日常生活活动能力评估？ …………… 64

197. 评估患者日常生活活动能力的意义是什么？ … 64

198. 日常生活活动能力评估包括哪些项目？ ……… 65

199. 健康体适能评估包括什么？ ………………… 65

200. 什么是有氧耐力评估？ ……… 66

201. 什么是肌肉功能评估？ ……… 66

202. 什么是平衡力评估？ ………… 66

203. 什么是柔韧性评估？ ………… 66

204. 吞咽功能评估有哪些？ ……… 66

205. 吞咽障碍评估方法有哪些？ ………………… 67

206. 吞咽造影需要准备什么物品？ ……………… 67

207. 吞咽造影的方法是什么？ …… 68

208. 吞咽内镜检查法包括哪些？ ………………… 68

209. 什么是缺氧和低氧血症？ …… 68

210. 氧疗的储存设备有哪些？ …… 69

211. 吸氧装置有哪些？ …………… 69

212. 氧疗时需要注意什么？ ……… 70

213. 肺炎患者如何根据环境选择是否佩戴口罩？ … 70

214. 肺炎患者如何根据温度选择是否佩戴口罩？ … 70

215. 肺炎患者如何根据运动强度选择是否佩戴口罩？ … 70

216. 肺炎患者如何根据运动类型选择是否佩戴口罩？ … 71

217. 什么是呼吸困难？ …………… 71

218. 什么是传统手法排痰？ ……… 72

219. 什么是主动循环呼吸技术？ ………………… 72

220. 什么是振荡呼气正压？ ……… 72

221. 胸椎后凸有什么影响？ ……… 73

222. 如何改善胸椎后凸？ ………… 73

223. 胸椎后凸的治疗原则是什

么? ……………………… 73

224. 什么是有氧训练？………… 73

225. 有氧训练等于耐力训练
吗? ……………………… 74

226. 耐力训练的益处和必要性
是什么? ………………… 74

227. 为什么在有氧训练前要进
行运动评估? …………… 74

228. 运动试验检查在有氧训练前
评估的重要性是什么? …… 75

229. 心肌梗死患者出现哪些情
况需要重新进行运动试验
检查? …………………… 75

230. 推荐呼吸系统慢病患者使
用的运动处方? ………… 76

231. 在为呼吸系统慢病患者设
置运动强度时,有哪几种方
法? ……………………… 76

232. 如何根据峰值摄氧量或最
大摄氧量的百分比设定运
动强度? ………………… 77

233. 如何根据无氧阈设定运动
强度? …………………… 77

234. 如何根据最高心率百分比
设定运动强度? ………… 77

235. 如何根据代谢当量设定运
动强度? ………………… 78

236. 如何根据主观用力程度分
级设定运动强度? ……… 78

237. 如果运动强度过高,患者
会出现哪些临床表现? …… 78

238. 什么是高强度间歇运
动? ……………………… 79

239. 为什么选择高强度运动训
练? ……………………… 79

240. 为什么选择低强度运动训
练? ……………………… 79

241. 对于虚弱的患者,如何选
择运动方式? …………… 80

242. 在社区康复环节,最容易
开展的有氧训练方式包括
哪些? …………………… 80

243. 为什么选择步行和功率自
行车? …………………… 80

244. 终止运动训练的指征包括
哪些? …………………… 81

245. 呼吸系统慢病患者终止运动
训练的指征包括哪些? …… 81

246. 如何减轻呼吸系统慢病患者
运动中的呼吸困难感受? … 82

247. 什么是核心稳定性训练？ …… 82

248. 为什么说进行核心稳定性
训练至关重要？ …… 82

249. 在社区康复阶段，如何对患
者进行核心稳定性训练？ …… 83

250. 在静态训练中有何注意事
项？ …… 83

251. 静态核心稳定性训练包括
什么？ …… 84

252. 如何进行站立伸展？ …… 84

253. 如何进行坐姿骨盆倾斜？ …… 84

254. 如何进行坐姿平衡？ …… 85

255. 如何进行平板支撑？ …… 85

256. 如何进行侧卧髋部外展？ …… 85

257. 如何进行动态核心稳定性
训练？ …… 86

258. 如何进行瑞士球腰部横向
扭转？ …… 86

259. 如何进行实心球练习？ …… 87

260. 如何进行坐式俄罗斯扭
转？ …… 87

261. 如何进行瑞士球平板支撑

和腿部提升？ …… 88

262. 如何进行游泳姿势训
练？ …… 88

263. 体外膈肌起搏有什么特
点？ …… 88

264. 什么是体外膈肌起搏？ …… 89

265. 体外膈肌起搏应如何操
作？ …… 90

266. 体外膈肌起搏的适应证包
括哪些？ …… 91

267. 体外膈肌起搏的禁忌证包
括哪些？ …… 91

268. 体外膈肌起搏在慢性阻塞
性肺疾病患者中的应用价
值？ …… 91

269. 体外膈肌起搏在顽固性呃
逆患者中的应用价值？ …… 92

270. 什么是八段锦？ …… 92

271. 八段锦的治疗效果包括哪
些？ …… 94

272. 做八段锦有哪些注意事
项？ …… 95

第二部分　呼吸系统疾病诊疗及管理 …… 97

一、支气管哮喘 …… 98　　1. 什么是哮喘？ …… 98

2. 哮喘的发病病因是什么？ …… 98

3. 哮喘的临床表现有哪些？ …… 98

4. 阻止哮喘发作的关键是什么？ ………………………… 99

5. 支气管哮喘常见的症状有哪些？ ………………………… 99

6. 支气管哮喘可能会引起哪些并发症？ ……………………… 99

7. 引起支气管哮喘的常见原因有哪些？ ……………………… 99

8. 支气管哮喘患者的激发因素包括哪些？ ………………… 100

9. 哪些情况需要及时就医？ … 100

10. 出现哪些情况要及时拨打急救电话？ …………………… 101

11. 支气管哮喘能治愈吗？ …… 101

12. 支气管哮喘的药物治疗手段包括哪些？ …………………… 101

13. 支气管哮喘的非药物治疗手段包括哪些？ ……………… 102

14. 支气管哮喘的预后怎样？ … 102

15. 支气管哮喘患者在家用药注意事项有哪些？ …………… 103

16. 支气管哮喘患者需要注意饮食吗？ …………………… 103

17. 支气管哮喘患者可以运动吗？ …………………………… 103

18. 支气管哮喘患者平时应注意什么？ …………………… 103

19. 支气管哮喘患者应如何预防疾病的急性发作？ ………… 104

20. 哮喘患者康复治疗的原则和策略包括哪些？ …………… 105

二、慢性阻塞性肺疾病 ………… 105

1. 什么是慢性阻塞性肺疾病？ …………………………… 105

2. 慢性阻塞性肺疾病如何分类、分型或分期？ …………… 105

3. 慢性阻塞性肺疾病能治愈吗？会复发吗？ …………………… 106

4. 慢性阻塞性肺疾病很常见吗？ …………………………… 106

5. 慢性阻塞性肺疾病患者会出现哪些症状？ …………………… 106

6. 慢性阻塞性肺疾病患者的普遍症状是什么？ …………… 106

7. 早期慢性阻塞性肺疾病患者的临床表现是什么？ ………… 107

8. 晚期慢性阻塞性肺疾病患者的临床表现是什么？ ………… 107

9. 慢性阻塞性肺疾病会对全身有影响吗? ……………… 108

10. 慢性阻塞性肺疾病会对全身各系统产生哪些影响呢? …… 108

11. 为什么说慢性阻塞性肺疾病早期发现十分重要? ……… 109

12. 慢性阻塞性肺疾病如何治疗? ……………………… 109

13. 为什么会患慢性阻塞性肺疾病? ……………………… 109

14. 哪些人容易得慢性阻塞性肺疾病? ……………………… 110

15. 慢性呼吸系统疾病患者为什么要进行自我管理? ……… 110

16. 为什么说慢性阻塞性肺疾病患者重要的治疗方法就是戒烟? ……………………… 111

17. 如何评估患者是否有烟草依赖? ……………………… 111

18. 吸烟及二手烟暴露的流行状况是什么? ……………… 112

19. 吸烟对健康的危害是什么? ……………………… 112

20. 吸烟与哪些疾病密切相关? ……………………… 113

21. 二手烟暴露对健康的危害有哪些? ……………………… 114

22. 戒烟的益处是什么? ……… 115

23. 戒烟及烟草依赖应该如何治疗? ……………………… 115

24. 慢性阻塞性肺疾病患者发生哪些情况,应立即拨打急救电话? ……………………… 116

25. 慢性阻塞性肺疾病患者发生哪些情况,应立刻前往急诊就诊? ……………………… 116

26. 慢性阻塞性肺疾病患者发生哪些情况,应及时就医? …… 117

27. 医生如何诊断慢性阻塞性肺疾病? ……………………… 117

28. 确诊慢性阻塞性肺疾病需要做哪些检查,检查目的是什么? ……………………… 117

29. 患者减缓慢性阻塞性肺疾病病情进展的最佳手段是什么? ……………………… 118

30. 治疗慢性阻塞性肺疾病的常用支气管扩张剂包括哪些? ……………………… 119

31. 治疗慢性阻塞性肺疾病的常

用糖皮质激素包括哪些？ …… 119

32. 治疗慢性阻塞性肺疾病的常
用祛痰药包括哪些？ …… 119

33. 治疗慢性阻塞性肺疾病的
常用 PDE4 抑制剂包括哪
些？ …… 119

34. 慢性阻塞性肺疾病的非药物
治疗手段包括哪些？ …… 119

35. 慢性阻塞性肺疾病患者用手
控气雾剂吸入药物，应如何
使用？ …… 121

36. 慢性阻塞性肺疾病患者用干
粉吸入剂吸入药物，应如何
使用？ …… 121

37. 慢性阻塞性肺疾病患者用
干粉吸入胶囊，应如何使
用？ …… 122

38. 慢性阻塞性肺疾病的管理
目标是什么？ …… 122

39. 呼吸康复在慢性阻塞性肺
疾病中的作用？ …… 123

40. 慢性阻塞性肺疾病的发展
结果怎么样？ …… 123

41. 慢性阻塞性肺疾病患者如
何观察病情与复查？ …… 123

42. 慢性阻塞性肺疾病患者如
何安排饮食？ …… 124

43. 慢性阻塞性肺疾病患者需
要做心理疏导吗？ …… 124

44. 患慢性阻塞性肺疾病后是
否影响性生活，是否影响生
育？ …… 124

45. 慢性阻塞性肺疾病患者如
何运动？ …… 124

46. 慢性阻塞性肺疾病患者还
有哪些注意事项？ …… 124

47. 如何预防慢性阻塞性肺疾
病急性加重呢？ …… 125

48. 为什么慢性阻塞性肺疾病
患者痰会增多？ …… 125

三、间质性肺疾病 …… 126

1. 什么是间质性肺疾病？ …… 126

2. 间质性肺疾病如何分类？ …… 126

3. 间质性肺疾病能治愈吗？ …… 126

4. 肺纤维化会复发吗？ …… 127

5. 间质性肺疾病的常见症状有
哪些？ …… 127

6. 间质性肺疾病会引起哪些并
发症？ …… 127

7. 哪些人容易患间质性肺疾

病？………………………… 127

8.间质性肺疾病患者需要做哪
  些检查？………………… 128

9.间质性肺疾病有哪些治疗方
  法？…………………… 129

10.间质性肺疾病的发展结果
   如何？………………… 130

11.间质性肺疾病患者如何观
   察病情与复查？……… 130

12.间质性肺疾病患者如何安
   排饮食？……………… 130

13.间质性肺疾病患者如何运
   动？…………………… 131

14.间质性肺疾病患者还应注
   意哪些事项？………… 131

15.间质性肺疾病患者如何预
   防疾病急性加重？…… 131

16.间质性肺疾病患者能从呼
   吸康复中获益吗？…… 132

17.间质性肺疾病患者的呼吸
   康复治疗与慢性阻塞性肺
   疾病患者有何不同？…… 132

18.肺间质纤维化患者康复治疗
   的原则和策略包括哪些？…… 132

四、支气管扩张症 ……… 133

1.什么是支气管扩张症？…… 133

2.支气管扩张症如何分类？…… 133

3.支气管扩张症能治愈吗？会
  复发吗？……………… 133

4.支气管扩张症很常见吗？…… 133

5.支气管扩张症的常见症状有
  哪些？………………… 134

6.严重的支气管扩张症患者有
  哪些表现？…………… 134

7.支气管扩张症会引起哪些并
  发症？………………… 135

8.为什么会患支气管扩张
  症？…………………… 135

9.哪些人容易患支气管扩张
  症？…………………… 135

10.支气管扩张症患者出现哪些
   情况需要及时就医？…… 136

11.医生如何诊断支气管扩张
   症？…………………… 136

12.需要做哪些检查来诊断支气
   管扩张症？…………… 137

13.支气管扩张症有哪些药物治
   疗方法？……………… 138

14.支气管扩张症有哪些非药物
   治疗方法？…………… 138

15. 什么是俯卧位通气？ …… 139

16. 俯卧位通气的四种姿势是什
    么？ …… 139

17. 哪些人需要俯卧位通气？ …… 140

18. 支气管扩张症患者如何观察
    病情与复查？ …… 140

19. 支气管扩张症患者如何安排

饮食？ …… 140

20. 支气管扩张症患者如何运
    动？ …… 140

21. 支气管扩张症患者还应注
    意哪些事项？ …… 141

22. 支气管扩张症如何预防？ …… 141

第三部分　疾病相关的康复策略 …… 143

一、慢性阻塞性肺疾病 …… 144

1. 慢性支气管炎的康复治疗原
   则包括哪些？ …… 144

2. 慢性阻塞性肺疾病患者康复
   过程中需要监测的生命体征
   包括哪些？ …… 144

3. 慢性阻塞性肺疾病患者的管
   理过程中，患者教育如何开
   展？ …… 145

4. 慢性阻塞性肺疾病的康复治
   疗原则包括哪些？ …… 145

5. 慢性阻塞性肺疾病患者睡眠
   障碍如何处理？ …… 146

6. 慢性阻塞性肺疾病康复治疗
   主要包括哪些措施？ …… 146

7. 为什么强调调整慢性阻塞性

肺疾病患者的呼吸模式？ …… 147

8. 慢性阻塞性肺疾病患者出现的
   慢性咳嗽症状如何缓解？ …… 147

二、支气管哮喘 …… 148

1. 支气管哮喘的康复治疗原则
   包括哪些？ …… 148

2. 支气管哮喘的康复治疗主要
   包括哪些措施？ …… 148

3. 支气管哮喘患者在康复治疗
   过程中需要监测哪些生命体
   征？ …… 149

4. 为什么说宣教是支气管哮喘
   患者管理的核心？ …… 149

5. 在为支气管哮喘患者开具运
   动处方时需要注意什么？ …… 149

三、支气管扩张症 …… 150

1. 需要关注支气管扩张症患者
哪些功能障碍？ ⋯⋯⋯⋯⋯ 150

2. 支气管扩张症的康复治疗原
则包括哪些？ ⋯⋯⋯⋯⋯ 150

3. 支气管扩张症的康复治疗主
要包括哪些措施？ ⋯⋯⋯⋯ 151

4. 支气管扩张症患者的气道廓
清技术包括哪几种？ ⋯⋯⋯ 151

四、间质性肺疾病 ⋯⋯⋯⋯⋯⋯⋯ 153

1. 需要关注间质性肺疾病患者
哪些功能障碍？ ⋯⋯⋯⋯⋯ 153

2. 间质性肺疾病的康复治疗原
则包括哪些？ ⋯⋯⋯⋯⋯ 153

3. 间质性肺疾病的康复治疗主
要包括哪些措施？ ⋯⋯⋯⋯ 154

4. 在为间质性肺疾病患者开具运
动处方时需要注意什么？ ⋯⋯ 154

第一部分

呼吸康复基本知识

1. 呼吸康复的目标是什么？

通俗而言,呼吸康复的目标就是让患者尽早回归社会,适应家庭生活和社会生活,提高患者的生活质量。

2. 呼吸康复锻炼的益处有哪些？

(1)呼吸康复锻炼有助于改善患者的肺功能,预防和减少其并发症的发生。

(2)呼吸康复锻炼有助于减轻患者呼吸困难的症状,改善不良情绪,优化睡眠质量。

(3)呼吸康复锻炼有助于提高患者的运动耐力和能力及日常生活能力,并提高患者肺康复的依从性。

3. 呼吸康复适用于哪些人群？

呼吸康复主要适用于常见的慢性呼吸道疾病人群:如慢性阻塞性肺疾病、支气管哮喘、支气管扩张症、间质性肺疾病、阻塞性睡眠呼吸暂停综合征、肺癌、肺移植、肺减容手术、急性呼吸窘迫综合征、职业或环境相关肺部疾病、胸部和上腹部外科手术前后,以及脑卒中患者。

4. 为什么要进行呼吸康复？

临床上很多残损是不可逆的,但残疾和残障可逆,而残疾和残障恰恰是对患者个人和家庭生活影响更大的两个维度。呼吸康复始终关注患者的残疾和残障水平,为患者制订个体康复方案,并使患者长期坚持,其最终目标是使患者回归和适应社会。

5.什么是残损?

残损是指器官结构受损导致器官功能下降。

6.什么是残疾?

残疾强调残损导致患者参与日常活动的能力下降。

7.什么是残障?

残障强调残损导致患者社会活动参与度降低。

8.慢性阻塞性肺疾病患者是残损、残疾还是残障?

患者肺功能 FEV/FVC 下降,是残损。

肺功能下降导致患者步行能力下降,是残疾。

患者因为慢性阻塞性肺疾病导致失业、社交活动大大减少,是残障。

9.呼吸康复的流程包括哪些?

呼吸康复的流程包括主观评估、客观评估和制订呼吸康复策略。

10.什么是主观评估?

主观评估首先要了解患者想解决的主要问题。其次要了解患者现病史、既往史,并了解患者的生活方式及疾病对患者日常生活的影响等。

11.什么是客观评估?

客观评估应行常规呼吸相关的辅助检查,并从以下方面对患者进行功能评估。从生活质量、呼吸功能、体适能、营养、睡眠、心理、吞咽等方面分析评估患者身体功能残损、残疾、残障水平，以及所面临的主要问题。

12. 如何制订呼吸康复策略？

应根据患者的综合评估结果设计定量的初期目标和定性的远期目标。根据目标设计有针对性的康复干预措施，落实到具体的运动处方、营养处方、戒烟处方等。值得注意的是，在实施康复前，需对患者进行充分宣教，帮助患者理解康复的益处，减轻其焦虑情绪。在实施康复过程中，需要与康复团队成员充分沟通，以更有效地发挥各团队成员的作用。

13. 呼吸康复如何分期？

呼吸康复根据患者所处疾病阶段主要分为 3 期。

Ⅰ期呼吸康复主要针对危重症和急性期患者，进行以早期活动、预防卧床相关并发症、协助脱机、尽早脱离 ICU 病房为目的的综合干预。

Ⅱ期呼吸康复主要针对稳定期患者，在门诊或者专门的康复机构进行多种综合干预。其目的是提高患者长期健康行为依从性，改善患者的生理效应和心理效应。

Ⅲ期呼吸康复又称为社区康复或居家康复，主要是指利用社区便利的资源、物联网化工具长期指导患者维持以运动为核心的康复治疗。

14. 患者在呼吸康复前进行哪些身体检查？

• 注重患者细节（如管路位置、皮肤伤口），这些细节可能影响到具体康复处方的制订和调整。

• 生命体征：体温、心率、呼吸次数、血压、经皮血氧饱和度。

• 体重指数、体脂率、去脂体重、腰围、腰臀比指数。

15. 如何计算体重指数?

体重指数(BMI) = 体重(kg)/身高的平方(m²)。我国标准:BMI 18.5～23.9 为正常,BMI 24～27.9 为超重,BMI > 28 为肥胖,BMI < 18.5 为体重过低。

16. 如何计算体脂率?

体脂率 = (身体脂肪总重量/体重)×100%。体脂率是指人体内脂肪重量在人体总体重中所占的比例,有助于判断肥胖程度。其常用测量方法包括水下称重法、双能 X 线吸收法(DEXA)、皮褶厚度测量、生物电阻抗法。不同测量方法各有其评价体系。

17. 如何计算去脂体重?

去脂体重(FFM) = 体重×(1 - 体脂率)。FFM 是体内非脂肪组织的重量,与体内的代谢密切相关,其中肌肉组织占较大比重,可反映慢性阻塞性肺疾病患者的肌肉质量和运动能力。

18. 测量腰围有什么意义?

腰围是直立位肋缘与髂前上棘中点的水平围长。腰围是衡量脂肪在腹部蓄积(即向心性肥胖)程度的最简单、实用的指标,男性腰围 > 85cm,女性腰围 > 80cm 为腹部脂肪蓄积的界限。

19. 什么是腰臀比?

腰臀比(WHR) = 腰围/臀围,WHR 能反映患者的向心性肥胖程度,一般正常男性腰臀比 <0.90,正常女性腰臀比 <0.80。

20. 什么是呼吸康复评估?

呼吸康复的时机取决于患者的临床状况,不应该仅在患者存在严重的呼吸功能障碍时才予以实施。相反,呼吸康复应该是完整的患者临床治疗管理的一部分,应根据患者个人需求量身定制呼吸康复方案。

初步评估可通过面谈的方式进行,医生既要了解患者的信息,又要介绍呼吸康复的过程并且讨论患者关注的问题和康复目标。首次面谈非常重要,不仅要搜集信息、制订目标,还需要在这个过程中建立医患之间的信任。

21. 社区呼吸康复评估应包括哪些方面?

社区呼吸康复评估应包括以下方面:
(1)诊断性测试;
(2)症状评估;
(3)运动评估(体适能评估);
(4)日常生活活动能力评估;
(5)营养评估;
(6)心理评估。

22. 呼吸康复如何进行症状评估?

呼吸困难和疲劳是患者选择进行呼吸康复的两种主要症状,最常用的评估工具是 Borg 指数、mMRC 评分和视觉模拟评分。

23. 呼吸康复的评估包括哪些症状?

下列症状对接受呼吸康复干预或者其他症状的评估也很重要,包括咳嗽、咳痰、气喘、胸痛、上呼吸道咳嗽综合征、水肿、肢体疼痛和虚弱、食欲下降、焦虑、抑郁、认知能力下降及睡眠障碍等。

24. 呼吸困难评估包括哪些问题?

可用 Borg 指数进行评估。

Borg 指数

评分	呼吸困难程度
0 分	一点儿也不觉得呼吸困难或疲劳
0.5 分	非常非常轻微的呼吸困难或疲劳,几乎难以察觉
1 分	非常轻微的呼吸困难或疲劳
2 分	轻度的呼吸困难或疲劳
3 分	中度的呼吸困难或疲劳
4 分	略严重的呼吸困难或疲劳
5 分	严重的呼吸困难或疲劳
6~8 分	非常严重的呼吸困难或疲劳
9 分	非常非常严重的呼吸困难或疲劳
10 分	极度的呼吸困难或疲劳,达到极限

25. mMRC 评分包括哪些问题?

mMRC 评分

分级	呼吸困难严重程度
0	只在剧烈活动时才感到呼吸困难
1	在平地快步行走或步行爬小坡时感到呼吸困难
2	平地行走时比同龄人慢或需要停下来休息
3	在平地上步行 100 米左右或数分钟后需要停下来喘气
4	因严重呼吸困难而不能离开家,或者在穿衣服、脱衣服时出现呼吸困难

26. 主观感觉疲劳评估包括哪些?

主观感觉疲劳可用 RPE 进行评估。

主观感觉疲劳量表(RPE)

RPE 评分	主观运动感觉特征	相应心率(次/分)
6	安静	60
7	非常轻松	70
8		80
9	很轻松	90
10		100
11	轻松	110
12		120
13	稍费力(稍累)	130
14		140
15	费力(累)	150
16		160
17	很费力(很累)	170
18		180
19	非常费力(非常累)	190
20		200

27. 呼吸康复前进行的运动评估应包括什么?

呼吸康复前进行的运动评估应包括体适能评估。

28. 什么是体适能?

体适能又称为功能性体适能,是指身体的耐力、肌肉功能、柔韧性和平衡能力的综合生理功能,是反映人体健康状况的重要指标之一。

功能性体适能评估主要针对心肺系统、肌肉系统、柔韧性、动态平衡能力等进行综合测试。

29.体适能评估对老年人有什么影响?

体适能是中老年人身体功能监测的重要指标之一,能够科学、客观地反映中老年人身体、生理功能衰退的情况。体适能评估可以对老年人(尤其是患有慢性呼吸系统疾病的老年人)的运动和日常生活能力进行评价。由于患者完成日常活动需要有正常的肌肉力量、良好的身体协调性及足够的运动耐力,所以体适能的降低对患者的生活质量会产生一定影响。

30.为什么要进行运动疗法?

一旦患者出现呼吸困难,就会更不愿意活动身体。身体不活动将引起肌肉萎缩,从而导致活动能力进一步下降,加剧呼吸困难,进而引起恶性循环。在可承受的范围内,适当活动可以增加患者体力。步行是安全且有效的运动方式。

患者可先从步行训练开始,逐渐增加运动的种类。呼吸困难症状比较重的时候,可增加呼吸训练、牵拉训练等;而症状比较轻的时候,可以增加全身耐力训练或肌力训练。

31.如何将运动融入正常生活?

活动身体不仅仅局限于体育运动,通过做家务等日常活动,患者也可以缓解呼吸困难,改善身体状况。患者应在日常生活中注意积极活动身体。

32. 呼吸困难时为什么要进行高效呼吸？

大部分慢性呼吸系统疾病患者采用的都是胸式呼吸，即利用颈肩部肌肉进行的浅快呼吸。

胸式呼吸易于疲劳，氧气的利用率差，导致呼吸困难（气短）。这种呼吸困难又会进一步导致更快更浅的呼吸，从而出现更加强烈的呼吸困难，出现恶性循环，降低肺的功能。为了减轻呼吸困难，需要良好有效的呼吸方法。

33. 什么是高效的呼吸方法？

高效的呼吸方法包括缩唇呼吸和腹式呼吸。

34. 缩唇呼吸的意义是什么？

进行缩唇呼吸时，运用膈肌做深缓呼吸，以改变慢性阻塞性肺疾病患者不合理的浅促呼吸方式，在增加肺泡换气的同时，促进二氧化碳的排出，提高患者动脉血氧饱和度，增加呼吸时的潮气量。

35. 缩唇呼吸的好处是什么？

缩唇呼吸能够有效地缓解气促症状，改善慢性阻塞性肺疾病患者呼吸困难的情况，能有效延迟慢性阻塞性肺疾病再次发病的时间，阻止肺功能下降，从而提高患者的生存质量。

36. 如何进行缩唇呼吸？

（1）将注意力集中在呼气上，将嘴稍微噘起来，像吹口哨一样把气吐出去。

（2）呼气时逐渐增加缩唇的力度。

（3）如果吸气时长为1,则呼气时长为2,在此基础上逐渐延长呼气的时间。

37.缩唇呼吸需要注意的问题有哪些?

首先,不用太在意呼气的时长和呼吸频率。其次,避免过度缩唇,因为这会导致腹部肌肉强烈收缩,加重呼吸困难;若呼吸困难加重,则重新开始练习。

38.出现什么样情况,可以使用缩唇呼吸?

开始活动时使用缩唇呼吸可以减轻呼吸困难的症状。

例如,在上下楼梯的时候,可使用缩唇呼吸,如果呼吸困难得以改善,说明你已经熟练掌握了该方法。应该认识到,一旦停止缩唇呼吸,也随之失去了缓解呼吸困难的效果。

对引起肺的弹性变差的疾病(如间质性肺疾病等),缩唇呼吸可能无法直接有效地缓解呼吸困难,但通过缩唇呼吸调整呼吸的节奏,也可能缓解呼吸困难。

39.什么是腹式呼吸?

腹式呼吸是一种低耗能、高效的呼吸方式,其通过减慢呼吸频率、延长吸气与呼气时间,降低呼吸肌频繁收缩对氧及能量的需求;同时,借助逐渐增强的腹肌收缩力,加大肺活量和最大通气量,减少残气量,改善缺氧状态。

腹式呼吸可以降低呼吸功耗,增加膈肌的收缩力和呼吸效率,缓解患者呼吸困难,改善换气功能。

40.如何进行腹式呼吸?

(1)患者取仰卧位,将手放于腹部,双腿蜷曲,这一姿势有利于横膈膜的运动。

(2)用鼻子吸气,用手感觉腹部鼓起的程度,保持胸部基本不动,必要时可将一只手放于胸部感受起伏。

(3)放松腹部,缩唇呼吸,将气体缓慢吐出。

41.在腹式呼吸过程中需要注意什么?

腹式呼吸不是深呼吸,患者不需要进行深吸气,可采用正常的呼吸方式,利于横膈膜进行呼吸。

42.如何在步行时应用高效呼吸?

在开始步行时先吸气。一边呼气,一边默数"1、2、3、4"向前迈4步;然后一边吸气,一边默念"1、2"向前迈2步;接着在一边呼气,一边默念"1、2、3、4"向前迈4步;重复上一步骤,进行行走训练。

43.在步行过程中高效呼吸时应注意什么?

(1)刚开始练习的时候可以采用一边呼气一边默念"1、2、3"向前迈3步的方法,待熟练后再逐渐增加至4步、5步,边缓慢呼气边步行。

(2)这项训练的目的并不是增加快步行走的能力,而是逐渐延长能够步行的时间,这非常重要。

44. 如何应对在步行过程中出现的呼吸困难?

有的患者即使呼气时走 4 步,吸气时走 2 步,仍然会感觉呼吸困难。此时就不要勉强,只需配合呼吸,采用适合自己的方法步行即可。如果在步行期间出现呼吸困难,或者血氧饱和度下降的情况(建议在锻炼初期佩戴便携血氧仪),为了避免身体缺氧,请缓慢调整自己的呼吸。

45. 如何在上下楼梯时应用高效呼吸?

患者扶住楼梯扶手,先吸气,一边呼气一边开始爬楼梯。一边默念"1、2、3、4"一边呼气,一边向上爬 4 级楼梯。一边默念"1、2"一边吸气,一边休息。

46. 在上下楼梯过程中高效呼吸时应注意什么?

下楼梯的时候与平地步行时一致,一边吸气一边下 2 级楼梯。请配合呼吸,缓慢地进行上下楼梯的动作。如果能完成,则可以尝试着一边默念"1、2、3、4"一边呼气,同时向上爬 4 级楼梯;然后,一边默念"1、2"一边吸气,同时向上爬 2 级楼梯。如果出现呼吸困难,或者是携带血氧仪的患者发现有血氧饱和度下降的情况,为了避免身体缺氧,可将重心放在脚跟,休息一下,缓慢调整自己的呼吸。

47. 如何在起床时应用高效呼吸?

患者取仰卧位,双手放在身体两侧,注意右手稍微张开,从鼻吸气,进行腹式呼吸。翻转上半身,将左手置于身体与右手之间,用双手支撑身体坐起,注意用缩唇呼吸,缓慢将气体呼出。坐位时,经鼻吸气,采用腹式呼吸方法调整自己的呼吸。

48. 为什么居家使用便捷呼吸训练器?

由于呼吸肌的神经肌肉控制具有可塑性,因此,通过使用便携呼吸训练器,在呼吸过程中适当加压,进行对抗阻力的呼吸训练,延缓呼气过程,使气流下降,提高气管内压,以实现改善肺功能的目的。

49. 居家使用呼吸训练器应注意什么?

呼吸训练器有多种形式,可适用于不同病情特点的患者。

使用呼吸训练器锻炼呼吸肌时,应定期清洗呼吸训练器咬嘴,保持管内洁净,预防感染。每次使用前应确保呼吸训练器内没有粉尘或异物,使用后应及时清理。

50. 患者呼吸康复训练中易导致呼吸困难的动作有哪些?

(1)上举前臂的动作:上举前臂过肩会限制胸部的活动,从而使患者出现呼吸困难。这些动作包括:晾衣服、穿脱套头衫、洗头、取高处的物体等。

(2)使用前臂重复进行的动作:使用前臂重复进行某一动作时,因为有一定的节律,会使动作速度变快,也容易耗费更多的力气,出现呼吸困难。这些动作包括:使用吸尘器、刷牙、用抹布擦拭、使劲儿搓澡。

(3)压迫腹部的动作:压迫腹部会使横膈膜(膈肌)的活动受限,从而使患者出现呼吸困难。这些动作包括:拔草、穿鞋袜、洗脚、取低处的物体等。

(4)憋气的动作:憋气会使呼吸停止,呼吸的节奏被打乱,从而使患者出现呼吸困难。这些动作包括洗脸、排便、说话、吃饭、提重物等。

51. 什么是运动疗法?

运动疗法是指在自己力所能及的范围内活动身体,增加肌力和体力,提高日常生活能力。运动锻炼可使肌细胞内线粒体的氧传递功能和氧化功能得到提高,肺通气和肺换气功能也会得到改善,吸气肌力量也相应增加,患者呼吸困难的症状可得到缓解;同时,运动锻炼能使患者痉挛的小动脉扩张,防止患者细支气管气道陷闭,从而提高肺泡气的氧分压和肺内的氧弥散量,增加患者的通气量,防止患者出现肺泡萎陷,最终提高动脉血中的氧分压,使生活质量得以提高。

52. 呼吸系统慢病患者为什么要进行柔韧性训练?

柔韧性训练是指患者拉伸关节和肌肉到稍微感觉疼痛的程度的运动,可起到使胸廓和关节变柔软的作用。

呼吸系统慢病患者出现胸椎后凸、胸椎前后径增大、肩关节抬高等体位异常与肺功能下降、生活质量下降、骨密度降低和呼吸功增加有关。通过柔韧性训练能改善患者胸部活动度和体位姿势,增加患者的肺活量,提高患者的呼吸效率。

53. 呼吸系统慢病患者为什么要进行全身耐力训练?

长时间使用下肢肌肉的运动有增强心肺功能的效果。耐力训练可使肌肉力量更为持久,改善心肺功能,改善患者呼吸困难和疲劳症状,增强体力活动的能力。

以自行车或步行运动的形式进行的耐力训练是肺功能康复中最常用的运动方式之一。步行运动的优势在于,它是一种功能训练,可以很容易地转化为步行能力的提高。骑自行车运动能够增强股四头肌的肌力,提高心肺耐力。

54. 呼吸系统慢病患者为什么要进行肌力训练?

采用正确的姿势,有节律地配合呼吸进行运动,具有增加肌肉量和肌肉力量的作用。肌力训练可改善肌肉质量和力量,能够预防老年人跌倒,促进健康老龄化。

肌力运动通常需要的耗氧量和每分通气量较低,只会引起轻微的呼吸困难,所以对慢性阻塞性肺疾病患者或同时患有其他疾病的患者来说是一个可行的选择。

55. 呼吸系统慢病患者为什么要进行呼吸肌训练?

呼吸系统慢病患者由于肺动脉过度膨胀,会使横膈膜变短、变平,使吸气肌产生压力的能力降低,导致运动不耐受和呼吸困难。呼吸肌训练能够提高慢性阻塞性肺疾病患者的运动能力,减轻患者喘息程度。

56. 呼吸肌训练的方式包括哪些?

呼吸肌训练有很多种方式:

(1)改善呼吸方式,如腹式呼吸、缩唇呼吸。

(2)应用呼吸训练器,如量筒训练器、三球训练器、振动正压训练器。

（3）呼吸操、八段锦等。

57.物理治疗应关注患者的哪些问题?

物理治疗应关注患者是否有气道廓清障碍、呼吸困难、运动耐量下降、肺容量降低、气体交换障碍、气流受限、呼吸肌功能障碍、呼吸模式异常、疼痛、肌肉骨骼功能异常等情况。

58.什么是气道廓清技术?

气道廓清技术是物理治疗师处理气道廓清障碍患者痰液潴留问题常用的方法。其目的是促进分泌物移动、排出,保持气道通畅,但气道廓清技术并不能提高患者气道廓清功能。合理选择并应用这些气道廓清技术,能有效清除患者小气道及大气道中的分泌物。

59.气道廓清技术的机制是什么?

气道廓清技术通常利用两个机制来移除分泌物:一是重力,二是气流。大家所熟知的体位引流,正是利用重力的作用来移除分泌物,而诸如主动循环呼吸技术、呼气正压技术、咳嗽技术等,则是利用气流来移除分泌物。

60.加快痰液移动的方法还有哪些?

加快痰液移动的方法还有叩拍、振动、肋骨弹跳、被动胸廓压迫等。

61.气道廓清治疗的核心是什么?

无论是使用何种技术与方法来处理患者气道廓清障碍,物理治疗师都需要明确导致患者气道廓清障碍的根本问题是什么,物理治疗能否解决。而且,清除气道廓清治疗的核心并不是单纯地排痰,而是移动分泌物,保持气道通畅。

62.什么是体位引流?

体位引流是基于支气管树的解剖结构,通过体位摆放,将支气管出口垂直朝下,利用重力的作用,将各大支气管中的分泌物移动到中心气道的方法。

需要注意,老年患者,头颈外伤、心血管系统疾病、咯血、骨质疏松症等患者,不宜使用体位引流。

63.体位引流的优势是什么?

体位引流的优势在于不受气道内气流强弱所限制,即使气道内气流量及气流速度不足,分泌物依然可以在重力作用下移动。因此,体位引流适用于无法配合、气道狭窄、低肺容量及低气流速度患者,如间质性肺疾病与阻塞性肺疾病患者。

64.体位引流需要注意哪些问题?

体位引流应注意以下问题:

(1)体位引流时耗费过多人力,移动时增加患者皮肤磨损等风险。

(2)虽然很多引流体位都要求头低脚高位,但是,头低脚高位会增加反流误吸的风险,也可能会导致颅内压与血压的不稳定。

(3)有些患者会出现心率上升、呼吸急促等不耐受的表现。

(4)建议在进行体位引流时结合叩击、震动及其他气道廓清技术,从而加快分泌物的移动。

65.什么是主动循环呼吸技术(ACBT)？

主动循环呼吸技术是一组特定的呼吸练习,能有效清除气道内多余分泌物,尤其是外周小气道内分泌物。其主要由 3 个部分组成,分别是呼吸控制、深呼吸和用力呼气技术。

66. 应如何操作呼吸控制技术？

体位:取患者放松且有利于膈肌活动的体位通常为坐位或半卧位。

将患者双手置于身旁两侧、大腿上或腹部。双手切勿悬空,悬空不利于进行呼吸控制时辅助呼吸肌放松。

物理治疗师将手放在患者双侧下胸廓或者上腹部(肚脐上方)的位置。

嘱患者保持身心放松,保持当前呼吸节奏,自然呼吸,无须刻意加深呼吸。同时让患者放松颈肩部肌肉,鼓励其更多地使用下胸廓及腹部运动来呼吸。

物理治疗师的手随着患者呼吸运动,在吸气时保持紧贴患者胸腹部,并且随之打开,切勿用力过大,限制吸气时胸腹部向外运动。接着,在患者呼气时轻柔地沿着其胸腹部呼气运动方向轻推,辅助患者呼气,在下胸部操作时,辅助方向为向内向下;在上腹部操作时,辅助方向为向内向上(膈肌方向)。

67.呼吸控制技术应注意哪些问题？

(1)辅助呼气的深度比当前呼气深度稍深一点儿,根据患者呼吸调整的情况,辅助的深度逐渐增加。

(2)切勿一次辅助过深、过用力,而引起患者不适,从而造成胸式呼吸加强。

(3)在指引患者进行呼吸控制时,切忌过度要求。此阶段主要目的是让患者呼吸变得平稳,因此,无须要求患者经口还是经鼻呼吸。

(4)在呼吸控制过程中,一旦患者出现轻微疲劳或者呼吸急促的表现,应当立即停下来,进行呼吸调整或休息。

68.呼吸控制技术的目的是什么?

呼吸控制是一系列按自身当前呼吸深度与频率进行的呼吸运动。呼吸控制时更多鼓励患者利用膈肌运动来呼吸,膈肌收缩所带来的通气量远远多于胸廓上抬。更多的膈肌运动、更少的胸式呼吸、更低的呼吸频率,可让患者吸气做功更少,吸气时耗氧量减少能帮助患者在深呼吸及用力呼气的过程中更好地放松,防止过度换气,缓解呼吸困难。

69.呼吸控制技术的原理是什么?

呼吸控制辅助患者呼气,有利于膈肌上抬,减少残气量,下次吸气时,膈肌活动度增加,潮气量随之提高,呼吸频率下降。

患者呼吸由浅快变得更加深慢,肺泡通气量增加,呼吸效率提高。

70.深呼吸有助于排痰吗?

深呼吸是主动循环呼吸技术中移除小气道(尤其是阻塞的小气道)中分泌物的关键步骤。

71. 深呼吸为什么有助于排痰?

当分泌物阻塞小气道时,在正常呼吸过程中气流无法进出与堵塞小气道相连的肺泡,此时分泌物无法随呼吸产生的气流移动。

在患者屏气后呼气时,原本不张的肺泡中的气体在排出时产生向外的推动力,把堵塞气道的分泌物逐渐推向更大的支气管。当分泌物移至更大的支气管后,将不再阻塞气道,即可通过用力呼气,把分泌物移至大气道甚至是口腔。

72. 深呼吸有助于缓解肺不张吗?

当患者深吸气后,不张的肺泡与相邻正常通气的肺泡之间存在压力差,并且吸气越深,肺泡间压力差越大。在吸气末屏气3秒的过程中,在压力差的驱动下,气体通过肺泡与肺泡之间、支气管与支气管之间及支气管与肺泡之间的通气旁路,从正常通气的肺泡流向不张的肺泡,使得不张的肺泡打开。

73. 如何进行深呼气?

(1)物理治疗师引导患者缓慢吸气至稍高于潮气量的水平。

(2)嘱患者用力"呵气"至接近残气量的水平。

(3)重复进行1~2次后休息,直至分泌物移至大气道。

(4)引导患者缓慢深吸气后用力"呵气"至平静呼气末水平或咳嗽。患者"呵气"气流速度不足时,物理治疗师可于患者胸腹部进行加压,辅助呼气,加快气流速度。

74. 患者家属怎样辅助叩拍?

叩拍时,家属将双手弓成杯状,交替给予患者胸壁有力的拍击,对其胸壁造成振动,来松动黏滞在气道中的分泌物。一般情况下,叩拍是双手交替进行操作,但是,某些区域用单手操作可能更合适,尤其是针对婴幼儿的叩拍,通常是使用单手操作或者使用儿童专用的硅胶拍背器。

75. 促排痰叩拍的目的是什么?

叩拍的主要目的在于松动分泌物而非移动分泌物,有些患者也可能受叩拍产生的震动刺激,诱发咳嗽。

76. 促排痰叩拍应注意什么?

(1)叩拍不应该让患者产生明显的不适感,通常需要在叩拍部位隔一层薄薄的衣物,如病服或 T 恤。

(2)有毛球或者厚的衣物是不合适的,这类衣物会吸收掉相当一部分叩拍产生的震动,影响叩拍的效果。

(3)叩拍时应放松手腕,手掌落下时,尽量让杯状手掌最外围一圈同时接触患者胸壁,如此可产生更好的空气震动,同时提升患者的舒适度。

(4)叩拍时,手法应灵活且有力,在叩拍部位胸壁上紧密移动,保证每一个位置都能被叩拍到。

(5)对于痰液黏稠的患者,建议在进行叩拍前先进行气道湿化。

(6)痰液越浓稠,叩拍时力度应越大,叩拍时间也应适当延长。

(7)叩拍的位置顺序,比如"从下往上、从外向内",在临床实际应用中并未显得特别重要,痰液移动的效率以及叩拍的效果更多取决于叩拍时的体位,而非叩拍的位置顺序。

77. 促排痰叩拍正确的操作步骤是什么?

(1)听诊,确定痰液所在位置。

(2)于患者痰液所在位置胸壁上平铺一层薄薄的衣物。

(3)将双手弓成杯状或手持硅胶拍背器。

(4)手腕放松,在痰液所在位置胸壁上灵活、有力、有节奏地进行叩拍。

(5)手掌或拍背器在叩拍部位紧密地来回移动。

78. 高频胸壁振荡排痰机的作用是什么?

高频胸壁振荡通常是使用高频胸壁振荡排痰机,以较高的频率压迫胸壁使气道内产生气流振荡及气道壁振动,从而使痰液从气道内脱落,提高患者分泌物的消除能力。

79. 高频振荡排痰的原理是什么?

治疗时,患者需要穿一件专用背心或胸带,通过充气管路与产生气体振动的主机相连。主机通过对背心或胸带进行加压,至预设的压力强度值,然后以预设的振动频率对背心或胸带中的气囊进行快速、重复的抽气与充气循环,从而对胸壁进行高频率振动,以达到松动分泌物、产生小小的类似咳嗽动作的效果。

80. 高频振荡排痰采取什么体位最好?

进行高频胸壁振荡治疗时,患者可在坐位下进行,也可以结合体位引流进行,后者效果更好。通常,在坐位下进行时可使用背心,而结合体位引流使用时可使用胸带。

81. 高频振荡排痰所采用的压力取决于患者的感受吗?

压力强度大小取决于患者体形以及感受,体形越大的患者,需要设定的压力强度越大,以保证能带动胸壁振动。但无论体形如何,均需要考虑患者的感受,保证患者能在该压力强度下保持呼吸顺畅,并无不适感。

82. 如何设定高频振荡排痰强度?

频率的选择一般分为低(7～10Hz)、中(11～15Hz)、高(16～25Hz)3个频段,通常认为大于13Hz的频率有助于加快呼气流速,小于10Hz的频率则可以增加肺容量,因此,在结合体位引流进行时,建议使用13Hz以上的频率,以提高痰液引流的效率。

83. 高频振荡排痰相对禁忌证是什么?

由于使用高频胸壁振荡进行排痰时,会增加胸膜腔内压,因此,心功能不稳定患者禁用。

84. 患者出现呼吸困难症状该怎么办?

患者出现呼吸困难症状可采取以下措施:

(1)增加氧浓度。

(2)提高通气效率。

(3)提高肌肉利用氧的能力。

(4)改变生活方式。

85. 为什么要增加呼吸困难患者的氧浓度?

增加氧浓度即通过氧疗的方法缓解患者呼吸困难的症状,其核心是改善低氧血症。当然,物理治疗师的工作并不限于针对一名呼吸困难的患者使用正确的氧疗方式,更多的是帮助患者在运动中学会控制呼吸模式,指导患者在运动治疗的过程中结合氧疗,从而改善呼吸困难的情况。

86. 为什么要提高呼吸困难患者的通气效率?

通气效率的高低受呼吸模式的直接影响,越是深慢的呼吸,通气效率越高,呼吸时做功越少,耗氧量越低;越是浅快的呼吸,通气效率越低,呼吸时做功越多,耗氧量越高。因此,指导患者实现深慢的呼吸方式是提高通气效率、缓解呼吸困难的有效策略。

87. 可以用什么方法提高喘憋患者的通气效率?

有两种较为常用的方法:呼吸控制与缩唇呼吸。这两种方法均能让患者呼吸变得更深更慢,从而缓解呼吸困难的症状。

88. 为什么要提高呼吸困难患者的肌肉利用氧的能力?

有些患者在通气效率提高以后,即使安静时呼吸平稳,但是在活动中依然无法脱离对氧气的依赖。此时,物理治疗师应为患者制订一个安全、有效的有氧运动方案,可以减少患者活动时肌肉的耗氧量。

89. 为什么要改变呼吸困难患者的生活方式?

呼吸困难患者在日常生活活动中常容易诱发呼吸困难,或者会受呼吸困难的限制而无法完成预期的生活计划。针对此种情况,物理治疗师可以指导患者在日常生活中使用能量节约技术,以降低在日常生活中出现呼吸困难的风险,提高生活质量。

90.什么是运动耐量降低?

运动耐量降低是指患者耐受活动或运动的能力降低,可由呼吸困难,呼吸肌功能异常,胸腹部与下肢的疼痛、疲劳、肥胖等所致。

91.呼吸系统疾病影响运动耐量吗?

呼吸系统疾病对运动耐量的影响是直接且显而易见的。比如,在跑步过程中,随着运动时间的增加,为了保证运动时身体的能量供应,氧的需求量也会随之增加。为了保证运动时氧的供应,则需要通过调整潮气量及呼吸频率来实现。通常在氧的需求量增加的情况下,身体会优先调整深慢的呼吸模式,以提高通气效率。

92.为什么呼吸系统疾病影响运动耐量?

呼吸系统疾病患者的呼吸肌会出现疲劳,潮气量将无法保持高的水平,于是呼吸频率将加快,以保证每分通气量。接着,潮气量进一步降低,呼吸频率继续加快,此时更多的呼吸肌参与吸气,同时通气无效腔增加,使呼吸运动的耗氧量增加。最后,当身体摄氧量无法跟上呼吸肌及外周肌肉的耗氧量时,就会出现运动耐量降低时的表现。

93.运动耐量降低者会出现哪些症状?

(1)运动耐量降低者会在运动开始或运动中出现呼吸相关症状,如呼吸做功增加、浅快呼吸模式出现等。

（2）运动耐量降低者功能性活动能力会较正常人低,如单位时间内平地步行距离较正常人短。

（3）运动耐量降低者运动时会出现异常生理反应,如氧饱和度下降、心率变化异常等。其还可能因为运动后呼吸肌疲劳,而出现肺容量降低及呼气峰流速下降。

（4）在低强度的活动中,患者主诉由于呼吸困难、疲劳、疼痛等主观症状,限制活动,导致无法继续活动。运动耐量降低者同时还可能存在外周肌肉萎缩及呼吸肌肌力下降等情况。

94.呼吸系统慢病患者出现运动耐量降低应如何处理?

呼吸系统慢病患者可进行有氧训练和耐力训练。

95.什么是有氧训练?

有氧训练是身体大肌群的中等强度、动力性、周期性的运动,持续一定的时间,是可提高身体有氧代谢能力和全身耐力的训练方式。

96.什么是耐力训练?

耐力训练是通过运动增加耐力的训练。耐力包括心血管耐力和肌肉耐力。通常情况下,耐力训练是指增加心肺耐力的运动训练,其方式通常为有氧训练。

全身耐力是指全身活动的持续能力,其决定因素是身体有氧代谢的能力、心肺功能和骨骼肌代谢能力。

97. 为什么要进行耐力训练?

耐力训练是心肺康复方案中重要及主要的组成部分,是可靠地提高慢性心血管及肺部疾病患者的活动能力的可行性措施,同时也是多种心血管危险因素有效的控制和预防措施。耐力训练不仅可降低患者死亡风险和疾病再次发作风险,延长患者的生存时限,还可以提高患者的生存质量。

98. 如何实现有效的耐力训练?

有效的耐力训练需要遵循三大原则:超负荷原则、特异性原则和可逆性原则。

99. 什么是阈值负荷?

制订运动训练方案时要通过制订适合的强度、持续时间和频率,以达到或超过某一负荷水平,以刺激身体产生适应性改变。这一负荷水平被称为阈值负荷。

100. 为什么要坚持超负荷原则来体现运动耐力的效果?

无论是普通人还是心肺疾病患者,全身耐力训练都要诱发心血管的反应才有效,这就意味着运动对身体产生的负荷要超过身体在日常生活活动中适应的水平。这样才能使身体的各器官和系统逐渐产生适应性变化。

101. 阈值水平会随着康复训练不断提高吗?

随着训练次数和时间增加,机体产生适应性变化后,阈值水平提高,此时应继续增加负荷水平,这样才能继续刺激身体进一步发生适应性变化。这个过程是逐渐增加负荷水平的过程,意味着在耐力训练过程中,需要遵循循序渐进的方法,逐渐提升身体的功能水平。

102. 什么是运动训练特异性原则?

特异性原则是指训练效应的产生具有特异性,参与运动的肌群、涉及的肌纤维类型、运动中主要的供能系统(有氧或无氧)、肌肉收缩的速度、肌肉收缩的类型(向心、离心或等长)等因素的不同均可导致不同的运动效应产生。

103. 慢跑的益处有哪些?

以下肢运动为主的慢跑训练,可强化心肺功能,也可增加下肢肌群的耐力,增加下肢肌群的慢缩肌纤维的功能。

104. 慢跑能增加下肢的爆发力吗?

慢跑不能增加上肢肌群的力量,也不能增加下肢同一肌肉内快缩型肌纤维的功能,因此,对增加下肢的爆发力和提高速度的作用也不大。

如果肌肉进行的是以有氧代谢为主的训练模式,则训练后肌肉里的毛细血管密度增加,线粒体数目增加,肌肉的有氧能力增加;如果肌肉进行的是以无氧代谢为主的训练模式(如力量训练),则训练后肌肉收缩蛋白增加,肌肉体积增大,相比而言,毛细血管和线粒体密度降低,肌肉的力量增加但耐力未必增加。这就是特异性原则在肌肉的适应性改变的表现。

105. 停止运动锻炼,运动的效果会消失吗?

因为耐力训练遵循可逆性原则,进行耐力训练获得的运动耐量和功能能力的提高是可逆的,即停止训练后,运动的效果会逐渐消失。因此,在制订个体化的运动训练方案时须考虑这一原则,让患者能够在主观上了解长期运动训练的必要性,患者客观条件也能够保证训练,使耐力训练能被患者长期甚至终身坚持。

106. 如何进行肌肉力量训练来改善患者手提重物时的呼吸困难症状?

操作步骤与要点

• 站姿二头弯举(肱二头肌)

双脚打开与肩同宽,脚尖向前,身体保持正直,用弹力带两端缠绕双手,将弹力带中间部位踩在脚下,双臂自然下垂,以肘关节为轴做屈伸运动,向上时呼气,向下时吸气,整个过程保持均匀呼吸,不要憋气。

• 站姿颈后臂屈伸(肱三头肌)

双脚打开与肩同宽,脚尖向前,身体保持正直,用弹力带两端缠绕双手并置于颈后,将弹力带中间部位踩在脚下,保持大臂不动,小臂以肘关节为轴做屈伸运动,向上时呼气,向下时吸气,整个过程保持均匀呼吸,不要憋气。

107. 如何进行下肢肌肉力量训练来预防老年人跌倒?

操作步骤与要点

• 站姿水平伸展(胸肌)

双脚打开与肩同宽,脚尖向前,身体保持正直,用弹力带两端缠绕双手,双臂伸直向前抬起保持平行,弹力带保持微微弹力,将手臂伸直向两侧打开,肩胛骨后缩,打开时呼气,收回时吸气,整个过程保持均匀呼吸,不要憋气。

- **站姿双手侧平举(三角肌)**

双脚打开与肩同宽,脚尖向前,身体保持正直,将弹力带一端踩在脚下,另一端缠绕于单手,手臂自然下垂,然后手臂伸直向一侧抬起至手臂和地面平行,向上抬起时呼气,向下时吸气,整个过程保持均匀呼吸,不要憋气,双手依次进行。

- **站姿抬腿(股四头肌、髂腰肌)**

双脚打开与肩同宽,脚尖向前,身体保持正直,将弹力带两端踩在一只脚下,将弹力带中间部位套于另一只脚的脚踝,屈膝勾脚,向回勾脚时呼气,放松时吸气,整个过程保持均匀呼吸,不要憋气,双腿依次进行。

- **站姿侧抬腿(臀中肌)**

双脚打开与肩同宽,脚尖向前,身体保持正直,一只手扶固定物,将弹力带缠绕于双脚的脚踝,将一侧腿伸直向外打开,向外打开时呼气,收回时吸气,整个过程保持均匀呼吸,不要憋气,双腿依次进行。

- **站姿腿后伸(臀大肌)**

双脚打开与肩同宽,脚尖向前,身体保持正直,双手扶固定物,将弹力带两端踩在一只脚下,将弹力带中间部位套于另一只脚的脚踝,将腿伸直向后方抬起,抬起时呼气,放松时吸气,整个过程保持均匀呼吸,不要憋气,双腿依次进行。

108. 如何进行呼吸肌力量评估？

在呼吸肌训练之前,最主要的环节是进行呼吸肌力量评估。在前文呼吸康复评估中已阐述,测得最大经口吸气压(MIP)和最大经口呼气压(MEP),以进行呼吸肌力量评估。

109. 呼吸系统慢病患者为什么会出现呼吸肌功能障碍？

呼吸系统慢病患者,比如慢性阻塞性肺疾病患者,大多会经历呼吸肌功能障碍。其会涉及许多问题,包括过度充气、呼吸做功增加、低氧血症和高碳酸血症。其他的问题还有呼吸肌力量和耐力减弱,包括糖皮质激素诱导的疾病、慢性炎症和慢性气体交换异常。这些因素都会导致呼吸肌功能不全而发展为呼吸困难,并限制运动力量和耐力,出现一动就喘息加重的情况。

110. 如何改善呼吸系统慢病患者呼吸肌功能障碍？

之前的理念一直认为呼吸肌功能障碍可以通过呼吸肌的训练来增加通气功能,这个观念由来已久。近年来在客观评估呼吸肌力量和耐力的基础上,产生了呼吸肌训练治疗的理念。

而通过减轻呼吸困难来优化功能是目前呼吸肌训练治疗的一个重要目的。

111. 全身运动训练不能改善呼吸障碍吗？

有研究认为,全身运动训练不能改善呼吸肌的力量和耐力。当呼吸功能障碍导致患者呼吸困难时,专门针对呼吸肌的训练可能会减轻患者的呼吸困难症状。

112. 如何进行改善呼吸系统慢病患者呼吸障碍的膈肌等张训练?

操作步骤与要点

患者体位:仰卧或者半卧位,骨盆稍后倾位。

(1)物理治疗师将一只手置于患者上腹部,肚脐稍上水平。

(2)嘱患者平静呼气,同时物理治疗师的手随患者呼气在腹部向膈肌方向施压,辅助患者呼气。

(3)接着让患者用力以腹式呼吸的方式缓慢吸气,物理治疗师的手在患者吸气开始的同时向膈肌方向施加阻力。

(4)物理治疗师施加阻力的手应随患者吸气时膈肌下移而缓慢后撤,直至患者充分吸气后,辅助患者缓慢呼气。

(5)重复进行上述步骤。

113. 在膈肌等张训练过程中治疗师应注意哪些问题?

(1)物理治疗师置于患者腹部的手不宜过于靠上或者过于靠下,若过于靠上,在施压时容易挤压到患者肋骨,不仅会使患者产生不适感,同时也限制了施压的深度,导致膈肌下移时抵抗的阻力过小。若过于靠下,则会导致施加于腹部的压力不能很好地集中作用在膈肌上,压力容易往腹壁两侧分散,从而使膈肌下移时抵抗的阻力不足。

(2)物理治疗师需要确保施压的方向为膈肌方向,以保证使用最小的压力产生最有效的阻力。切忌向腹部垂直施压,这不仅仅容易导致阻力不足,还会使患者产生较为明显的不适感。

(3)施加阻力的大小应控制在患者依然能进行腹式呼吸为宜。

（4）操作手施加压力的时间为吸气初,随后施加压力减小并随着患者吸气后撤,以确保腹腔容积不变。

（5）需要保证患者每次抗阻训练时都能充分吸气,并且辅助患者完成呼气,方可结束该次训练。

114. 如何进行改善呼吸系统慢病患者呼吸障碍的膈肌等长训练?

相对而言,膈肌等张训练对膈肌控制能力要求较低,一般适合刚开始进行膈肌抗阻训练的患者。而当患者有较好的膈肌控制能力时,则可以进行膈肌等长训练。

操作步骤与要点

患者体位:仰卧或者半卧位,骨盆稍后倾位。

（1）物理治疗师将一只手置于患者上腹部,肚脐稍上水平。

（2）嘱患者平静呼气,同时物理治疗师的手随患者呼气在腹部向膈肌方向施压,辅助患者呼气。

（3）接着让患者用力以腹式呼吸的方式缓慢吸气,物理治疗师的手在患者吸气相的中后段向膈肌反向施加压力,同时提醒患者抵抗阻力的同时保持吸气。

（4）患者抵抗阻力吸气维持 3 ~ 5 秒,然后缓慢呼气。

（5）重复进行上述步骤。

115. 在膈肌等长训练过程中治疗师应注意哪些问题?

（1）施压时机需确保在吸气相的中后段,以免造成患者吸气不足的情况。

（2）抵抗阻力吸气维持时间不宜过长,此时患者处于"屏气"中,通常维持 3~5 秒即可。

（3）学会判断施压过程中,患者的膈肌是否进行了有效抗阻。有效抗阻时,患者腹部隆起并处于紧绷状态。无效抗阻时,患者腹部塌陷并处于松软状态。

116. 为什么改善呼吸系统慢病患者呼吸障碍要进行徒手肋间外肌训练?

当患者由于肋间外肌的肌力下降而导致胸廓扩张度减少时,可运用胸廓扩张训练来提高薄弱部位肋间外肌的肌力。值得强调的是,因为上胸廓的运动是由辅助呼吸肌(尤其是胸锁乳突肌)以及肋间外肌共同收缩产生的,因此,进行上胸廓肋间外肌的肌力训练时,避免辅助呼吸肌收缩、减少代偿是该训练的关键。

117. 如何进行改善呼吸系统慢病患者呼吸障碍的徒手肋间外肌训练?

操作步骤与要点

患者体位:仰卧或者半卧位。

（1）物理治疗师双手重叠,置于患者胸廓(肋间外肌薄弱处)。

（2）嘱患者平静呼气,同时物理治疗师的双手沿着患者呼气时胸廓运动方向辅助患者呼气。

（3）接着嘱患者放松颈肩部,同时运用操作部位肋间外肌力量,缓慢吸气至辅助呼吸肌(如胸锁乳突肌)出现收缩为止。

（4）然后在患者缓慢呼气的同时,物理治疗师的双手沿着患者呼气时胸廓运动方向辅助患者完成呼气。

（5）确保训练时能精准定位到肋间外肌而不是依靠辅助呼吸肌扩张上胸廓。

118. 进行徒手肋间外肌训练需要注意什么?

(1)提醒患者全程保持颈肩部肌肉放松。

(2)提醒患者吸气时需缓慢,因为快速吸气容易使辅助呼吸肌过早收缩。

(3)若出现胸锁乳突肌收缩,即可呼气,因为在缓慢吸气的过程中,若胸锁乳突肌已经出现收缩,表明肋间外肌已无法进一步收缩。若无法通过肉眼观察到胸锁乳突肌收缩的情况,亦可一只手操作;另一只手放在患者胸锁乳突肌上,以感受胸锁乳突肌出现收缩的时机。

119. 如何进行徒手肋间外肌阻力训练?

当患者肋间外肌的肌力足以保证基本胸廓扩张度时,若要进一步提高肋间外肌的肌力,则需要进行肋间外肌抗阻训练。

物理治疗师可以选择一根弹性和阻力合适的弹力带,于胸廓腋下水平或剑突水平,围绕胸廓一周。调整好阻力大小,然后嘱患者用力吸气,同时撑开弹力带。弹力带置于腋下水平,训练的是上胸部肋间外肌,弹力带置于剑突水平,训练的则是下胸部肋间外肌。

120. 训练腹肌有助于有效咳嗽吗?

观察患者咳嗽峰流速能否满足有效咳嗽的需求,进行腹肌的肌力训练有助于咳嗽时腹肌用力收缩,提高咳嗽的有效性。

121. 在训练腹肌时为什么不建议做仰卧起坐?

对于腹肌的肌力较弱的患者,进行仰卧起坐训练时,非常容易出现憋气用力的情况。这种训练方法除了容易出现血压、颅内压升高等风险以外,对于咳嗽有效性而言,并不是一个功能性训练。因此,在进行腹肌的肌力训练时,需要确保腹肌在用力收缩的同时,气流能顺利排出,并且腹肌能进行短暂地持续用力。

122. 如何实现徒手腹肌的肌力训练?

(1)用力吹纸训练。

(2)长呼气训练。

(3)吸管吹水泡训练。

(4)阈值负荷训练。

123. 如何设置腹肌训练的阻力负荷?

对于清醒、可配合,且呼吸肌肌力能达到进行渐进抗阻的程度者,可使用阈值负荷训练器进行阈值负荷训练,从而达到进一步提高呼吸肌肌力的目的。

进行阈值负荷训练前,首先要进行经口压力测试,测出患者的最大经口吸气压力和呼气压力。通常初次训练负荷为最大吸气压(呼气压)的30%~50%,临床实际应用中,亦可根据患者实际情况调整训练负荷。

124. 腹肌的阻抗训练怎么做?

操作步骤与要点

患者体位:取患者可耐受、最舒适且有利于通气的体位,通常取坐位或者半卧位。

(1)调整设备至训练模式,设置训练负荷与次数,并于设备主机中接上滤嘴。

（2）患者或物理治疗师手持设备主机。

（3）嘱患者缓慢深呼（吸）气至最大。

（4）然后含住滤嘴，用最大力气，快速经口通过滤嘴吸（呼）气。

当患者用力吸（呼）气产生的压力达到设定负荷时，阀门打开，气流经过滤嘴进（出）。

（5）重复进行上述步骤。

125. 使用阈值负荷训练器训练的是哪块呼吸肌？

使用阈值负荷训练器训练呼吸肌时，并不能单独针对某一块呼吸肌进行训练，其训练是涵盖所有吸气肌或者所有呼气肌的。因为呼吸肌的肌力每天都不可能完全一样，可能会随着训练或者身体状况的变化而变化。因此，给某位患者进行相同强度的训练，并非是指同样的负荷值，而是在进行最大吸气压或者最大呼气压测试后，使用相同的百分比进行负荷设置。所以，建议每天、每次训练前，先给患者进行经口压力测试，然后再根据患者情况选择合适的训练强度。

126. 使用阈值负荷训练器时应注意哪些问题？

训练过程中的阻力能稳定维持在所设定的负荷值，而不受吸气/呼气气流速度的影响。因此，其训练效果能得到最大保障。物理治疗师在指导患者使用阈值负荷训练器进行呼吸肌的肌力训练时，只要患者能通过训练器产生气流进出，即表示患者达到预计的训练强度，与吸气/呼气气流速度快慢无关。

无法进行快速吸气或者快速呼气的患者，若进行呼吸肌的肌力训练，可以选择使用阈值负荷训练器。

127.肌肉骨骼紧张的危害是什么？

肌肉骨骼功能障碍表现为肌肉紧张,尤其是呼吸肌,其紧张不仅会影响到呼吸肌的肌力,甚至可能是患者呼吸模式异常、呼吸困难、肺容量降低、气道廓清障碍、运动耐量降低等问题的原因之一。物理治疗师对紧张的呼吸肌进行拉伸,将有助于增加肺活量及胸廓活动度。

128.颈肩部肌肉紧张会影响呼吸吗？

颈肩部肌肉紧张的脑损伤患者及慢性呼吸道疾病患者,会因为颈肩部肌肉的紧张而导致更多的胸式呼吸及呼气时胸廓回缩不充分,这就造成了患者膈肌活动度下降,残气量增加,严重影响了膈肌功能及通气效率。

129.如何针对肌肉骨骼功能障碍进行治疗？

可采取下列方式治疗肌肉骨骼功能障碍：
（1）拉伸上斜方肌。
（2）拉伸胸锁乳突肌。
（3）拉伸斜角肌。
（4）做呼吸操。

130.如何拉伸上斜方肌？

操作步骤与要点

患者体位:患者坐在靠背椅上。

（1）嘱患者头向一侧屈,然后点头。

（2）物理治疗师将一只手放在患者头顶,用另一只手托着患者下颌,并辅助患者将头向对侧旋转。

（3）同时,托着患者下颌的手轻轻压住患者面朝一侧的肩部。

（4）保持上斜方肌处于被拉伸状态,并维持 15 秒。

131. 如何拉伸胸锁乳突肌?

操作步骤与要点

患者体位:患者坐在靠背椅上。

（1）嘱患者头向一侧屈,然后颈部向对侧旋转。

（2）物理治疗师一只手压患者肩部,另一只手压患者头部,保持胸锁乳突肌处于被拉伸的状态,维持 15 秒。

132. 如何拉伸斜角肌?

操作步骤与要点

患者体位:患者坐在靠背椅上。

（1）嘱患者头向一侧屈。

（2）物理治疗师一只手压患者肩部,另一只手将患者头部向对侧肩部轻压,保持斜角肌处于被拉伸的状态,维持 15 秒。

133. 呼吸操具体动作包括哪些?

• 肩上提下降

用鼻子吸气,同时双肩慢慢上提。吸气到最大限度时,一边用嘴呼气,一边放松双肩,肩胛骨下降。

• 双手抚胸做胸肌的牵拉(吸气牵拉)

双手放在胸部的上部,先将气呼尽,然后,边吸气边将头后仰。将提起的胸用手向下按,同时肘向后拉,牵引胸廓。吸气到最大限度,头和肘恢复原位,恢复平静呼吸。

• 双手向上做胸部肌肉牵拉(呼气牵拉)

将双手交叉放在头后,吸气;边呼气,边将双手手掌向上伸直。呼气到最大限度,吸气时将手恢复原位。

• 含胸做背肌牵拉(吸气牵拉)

双手交叉放在胸前,将气呼尽。吸气时将双臂向前伸,含胸,将后背拱起,拉伸背部。保持上一姿势时做最大呼气,同时将手和躯干恢复原位。

• 体侧做侧面肌肉牵拉(呼气牵拉)

一只手放在头后,另一只手叉腰。吸气到最大限度,边吐气边将扶在头部的手肘向上抬,使躯干向对侧屈曲。吸气时,慢慢还原。平静呼吸时双手位置交换,然后做对侧练习。

• 下部胸廓和腹部牵拉(呼气牵拉)

将双手在背后交叉紧握,边呼气边将双手远离腰部,胸廓下部和腹部向前挺起。呼气到最大限度后恢复原位。

上述练习的每个动作做 10～12 次,每日做 3 组为佳。

134. 患者居家有什么排痰的好方法?

呼气末正压技术,其实就是通过专用装置,为患者提供呼气正压,以移除患者气道内分泌物的方法。其非常适合患者居家排痰时使用。从专业角度上讲,咳嗽只能咳到大气道,所以,如果痰比较多的患者,深部的痰是咳不干净的,这是需要呼气末正压技术帮助排痰。

135. 如何使用呼气末正压技术?

准备:坐姿或半坐卧姿,取出呼气末正压装置。

含住:全身放松,单手握住呼吸训练器,用嘴含住咬嘴并使咬嘴处于水平位置。

呼吸:鼻子深吸气,屏气3秒后快速深呼气。

重复:重复"呼吸"步骤3~5次。

咳嗽:当感觉咽喉部有痰时进行咳嗽。

136. 使用呼气末正压技术应注意什么?

若为振荡型呼气末正压装置,使用时请调整装置角度至最佳振动位置后进行。

若痰液黏稠,请先进行雾化,稀释痰液后,再使用呼气末正压装置排痰。

请根据痰液量,依照物理治疗师的建议次数,每日重复进行训练。

137. 在运动时需要注意什么问题?

痰比较多的患者,先进行排痰后再进行运动;患者身体状态不好的时候不要勉强进行运动,可以减少运动量;个体化的运动方案很关键,请与医生商量后确定;用脉氧仪进行监测,尽量使运动时经皮血氧饱和度不低于90%,可放松调整呼吸,等待其恢复。

138. 在室外发生呼吸困难该怎么办?

可采取下列措施:

(1)平复心情,采取轻松的姿势。

(2)固定手臂(采用倚墙、把手放在膝关节等方式固定)。

(3)有意识地进行缩唇呼吸、腹式呼吸,缓慢地把气体吐出来。

139.在室内发生呼吸困难该怎么办?

可采取下列措施:

(1)使用被褥、靠垫等,保持舒适放松的姿势。

(2)有意识地进行缩唇呼吸、腹式呼吸,缓慢地把气体吐出来。

140.患者出现呼吸困难,家属该怎么办?

患者感觉呼吸困难时,如果身边有家属,可以采用呼吸护理的方法帮助患者缓解呼吸困难症状,包括以下两种方法。

● 方法一

(1)家属将利手放在患者的前胸,将另一只手放在患者后背。

(2)配合患者的呼吸,当其吐气的时候家属放在患者前胸的手朝其胸部移动的方向施加压力。

● 方法二

家属站在患者的后方,肘部屈曲,将手放在患者腋下;配合患者的呼吸,当其吐气的时候,向内侧挤压其胸腔。

141.肩部柔韧性训练该怎么做?

● 肩部周围的牵拉(各5次)

向上耸肩,向下放松肩部。

● 肩部周围的牵拉(各5次)

一边经口呼吸,一边交叉双手上举,呼气后放松至起始位。

● 肩部周围的牵拉(前后各5次)

将双手放在肩上,从前向后(从后向前)进行绕肩运动。

142.颈部柔韧性训练该怎么做?

(1)颈部牵拉(各3次)。

(2)颈部向前(向后)运动,颈部向左(向右)运动。

(3)头部缓慢进行环绕运动(顺时针、逆时针各5次)。

143.躯干柔韧性训练该怎么做?

● 躯干、背部的牵拉(左右各5次)

双腿蜷曲,从鼻子吸气;一边用口呼气,一边将双腿倒向左侧(右侧),呼气结束后回到起始位。

● 躯干、背部的牵拉(5次)

双腿蜷曲,从鼻子吸气;一边用口呼气,一边抱住双膝,呼气结束后回到起始位。

● 躯干的牵拉(左右各5次)

双手向前平举,从鼻子吸气;一边用口呼气,一边向左侧(右侧)转体,呼气结束后回到起始位。

● 躯干的牵拉(左右各5次)

双手放在腹部,从鼻子吸气;一边用口呼气,一边向左侧(右侧)倾斜躯干,呼气结束后回到起始位。

144.下肢肌力训练该怎么做?

● 下肢肌力训练(目标:左右各5次)

双腿蜷曲,用鼻子吸气;一边用口呼气,一边将一侧腿伸直上举,呼气结束后回到起始位。

● 下肢肌力训练(目标:左右各20次)

取仰卧位,脚踝处绑上沙袋,从鼻子吸气;一边用口呼气,一边将左(右)腿伸直上举,呼气结束后回到起始位。

● 下肢肌力训练(目标:左右各20次)

坐在椅子上,脚踝处绑上沙袋,从鼻子吸气;一边用口呼气,一边伸直左(右)小腿,呼气结束后回到起始位。

● 下肢肌力训练(目标:左右各20次)

坐在椅子上,脚踝处绑上沙袋,从鼻子吸气;一边用口呼气,一边抬左(右)大腿,呼气结束后回到起始位。

145. 利用哑铃进行上肢肌力训练该怎么做?

(1)屈肘握住哑铃,从鼻子吸气;一边用口呼气,一边向上伸直双手,呼气结束后回到起始位。

(2)伸直前臂握住哑铃,从鼻子吸气;一边用口呼气,一边在保持肘关节伸直的前提下上举双手,呼气结束后回到起始位。

(3)握住哑铃,双手侧平举,从鼻子吸气;一边用口呼气,一边在保持肘关节伸直的前提下上举双手,呼气结束后回到起始位。

146. 利用弹力带进行上肢肌力训练该怎么做?

● 臂和肩部肌力训练(目标:各20次)

双脚打开与肩同宽,脚尖向前,身体保持正直,将弹力带一端踩在脚下,弹力带另一端缠绕于单手,手臂自然下垂。然后,将手臂伸直向一侧抬起,至手臂和地面平行,手臂向上抬时呼气,手臂向下落时吸气,整个过程保持均匀呼吸,不要憋气,双手依次进行。

- 上臂肌力训练

双脚打开与肩同宽,脚尖向前,身体保持正直,将弹力带两端缠绕双手,中间部位踩在脚下,双臂自然下垂,以肘关节为轴做屈伸运动,手臂向上抬时呼气,手臂向下落时吸气,整个过程保持均匀呼吸,不要憋气。

- 背部肌力训练

双手分别缠住弹力带的两端,分别放在大腿上,从鼻子吸气;一边从口呼气,后背坐直,一边上举双手向背部靠拢,呼气结束后回到起始位。

147. 什么是痰?

痰是气道黏膜产生的炎性分泌物(黏液)。

气道分泌物中含有免疫物质,可保护身体免受灰尘、细菌等的伤害。

痰液的颜色有白色、黄色等,从痰液的颜色可以判断疾病的程度。

148. 痰液堆积会产生什么后果?

痰液堆积会使患者气道变窄,呼吸变得困难。为了把痰排出,患者会出现剧烈的咳嗽等不适症状。

149. 通过痰液可以知道什么?

与正常情况相比,痰液颜色的改变(如变成黄色、黄绿色)和痰量的增加提示可能存在感染;为了预防和治疗疾病的急性加重,请尽早就诊;为了预防呼吸困难和感染,需要对患者进行熟练有效的排痰。

150. 有效的排痰方法是什么?

(1)患者取侧卧位,手放在腋下。

(2)从鼻缓慢吸气,经口缓慢呼气,进行深呼吸。

(3)采用步骤(2)的姿势休息,等待痰液聚集上涌。

(4)用力吸气,猛烈地发出"哈—哈"声,从口中呼气。

(5)用力吸气,"吭—吭"地咳嗽。

151. 呼吸系统慢病患者怎样进行自我管理以防止病情反复呢?

● 自我呼吸功能锻炼

呼吸功能锻炼包括缩唇呼吸、腹式呼吸、机械辅助呼吸肌训练,以及呼吸操等。通过加强呼吸肌功能、提高呼吸效率和促进痰液排出,可以防止慢性阻塞性肺疾病患者病情的进展。

● 合理的营养管理

患者进食时保证热量、维生素、蛋白质摄入,微量元素足够丰富,以提供身体所需的营养;同时,进食时要保持放松状态,不可过多过快,以免影响膈肌运动;另外还要控制食盐的摄入。

● 戒烟

长期吸烟的不良习惯会引发肺部炎症,从而使呼吸变得困难,引发呼吸道问题和全身性症状,所以禁烟是很重要的防止病情进展的手段。

● 运动锻炼

活动能力较差的患者可以呼吸训练为主,配合室内活动训练;活动能力较强的患者应以室外有氧运动为主,运动锻炼能够帮助患者改善自身的运动能力和心肺功能。

152.什么是氧疗?

所谓"氧疗",是指通过氧气机等提供比室内空气中的氧气浓度更高的氧气的一种治疗方法。居家进行的氧疗被称为"家庭氧疗",家庭氧疗是众多治疗措施中的一种,是指慢性阻塞性肺疾病患者在家中每天需至少15小时吸入浓度25%~29%、流量1~2升/分的氧气。

153.一旦出现氧气不足会导致什么后果?

氧气不足会使患者难以维持日常生活,引起各种功能障碍;由于呼吸困难,会出现运动过少、营养不良、呼吸肌及四肢肌肉无力的情况,这又会进一步加重呼吸困难;由于呼吸功能降低,氧气不足状态持续进展会加重心脏的负担,影响心功能(引发心力衰竭、肺源性心脏病)。

154.为什么必须要吸氧?

氧气主要用于维持生命所必需的能量代谢。但是,呼吸系统疾病患者常常出现血液中的氧气含量慢性不足的情况。

155.家庭氧疗可以达到哪些效果?

家庭氧疗可以减轻呼吸困难,延长步行距离,扩大生活活动范围;减轻肺部和心脏的负担,预防心功能不全;改善睡眠中的缺氧状态;改善头痛、精神不振、注意力和记忆力减退等症状;延长患者寿命,提高患者生活质量,帮助患者回归社会。

156.为什么氧气的吸入需按照医生处方上的流量要求进行?

氧气吸入需要按照医生处方上的流量要求进行,这主要是因为不同的病情和个体差异需要不同的氧气浓度和流量来达到最佳的治疗效果。以下是几个关键原因。

(1)病情适应性:不同患者由于病情不同,对氧气的需求也有所不同。例如,慢性阻塞性肺疾病患者可能需要较低的氧流量来避免二氧化碳潴留,而严重缺氧的患者可能需要较高的氧流量。

(2)避免氧中毒:长时间吸入高浓度的氧气可能导致氧中毒,尤其是对于长时间需要氧疗的患者。高浓度的氧气可能会引起肺部损伤和其他健康问题。

(3)提高治疗安全性:医生根据患者的具体病情和身体状况给予适当的氧流量,可以确保患者安全有效地接受氧疗。这有助于避免由于氧流量不当引起的各种健康风险。

(4)治疗效果的最大化:适当的氧流量可以帮助患者达到预期的血氧水平,从而改善组织的供氧情况,提高治疗的有效性。

157. 如何确定血液中的氧含量?

采用脉氧仪监测血液中的最适氧气量,调整氧气流量。

SpO_2→目标 90% ~ 92% 及以上

PaO_2→目标 60 ~ 70mmHg(1mmHg≈0.133kPa)

158. 什么是家庭呼吸机辅助疗法?

随着慢性阻塞性肺疾病患者症状的进展,其不仅会出现呼吸力量变弱(肺泡低换气状态)、缺氧,还会出现二氧化碳潴留。一旦出现这种情况,只通过家庭氧疗补充氧气是不够的,必须将潴留的二氧化碳排出体外。因此,家庭呼吸机辅助疗法是借助机器进行辅助呼吸,将体内多余的二氧化碳排出体外,促进氧气的摄取。

159. 为什么沟通与宣教是落实呼吸康复方案的基石?

医生或康复治疗师与患者的沟通及宣教内容包括:问诊的目的,收集信息,建立良好关系,解答患者的疑问并了解其主要诉求,评估患者的社会支持系统,尽量获取家属的支持,评估患者对疾病、药物、康复的了解程度并进行针对性宣教。医生对患者提出要求时,应以鼓励和指令方式为主,尽量避免指责。建议以"还有什么想问我的吗?"作为结束谈话前的最后一句话。

160. 沟通与宣教还应注意询问哪几个问题?

询问患者主观意愿,即:对自己的病情持怎样的态度,最想通过康复解决哪些问题等,了解有何影响患者康复参与性的外部环境,家庭成员的支持情况等。

161. 临床评估包括哪几个方面?

临床评估包括以下几个方面:
(1)基本情况姓名、性别、年龄、职业、婚姻、是否独居。
(2)主诉。
(3)现病史。
(4)既往史。
(5)个人史。
(6)体格检查。

162. 现病史具体包括哪些内容?

(1)呼吸困难:患者可表述为"气短""气促""喘憋"或"呼吸困难"。

（2）咳嗽的诱因、症状特点、伴随症状、日咳痰量、痰液性状。

（3）胸痛：是否存在危及生命的急性胸痛，诱因、症状、发作频率等。

（4）其他症状：包括水肿、声音嘶哑、活动耐量下降等。

（5）其他情况：包括一般情况、功能水平、运动水平、食欲、体重、睡眠、大小便。患者目前的功能水平（如厕、穿衣、洗漱、进食）、日常生活中是否需要他人帮助、是否需要辅助工具（步行器、轮椅、手杖）或氧疗设备（便携式制氧机）。

163. 为什么要询问患者的用药史？

必须遵循临床指南，在足量、足疗程的最佳药物组合及辅助治疗基础上进行康复，以减轻运动诱发症状及运动相关风险。记录呼吸科及心脏科药物使用情况，以及是否曾采用适宜的干预手段，如氧疗、运动、注射疫苗、戒烟、心理咨询、营养咨询等。

164. 询问患者既往史的目的是什么？

询问患者既往史的目的是评估呼吸系统以外的医学原因引起的氧转运系统问题及相应的风险。如果怀疑存在任何导致氧转运体系的异常，应完成相应科室会诊，评估其病情是否稳定，并完成相应的标准化治疗。

165. 患者的个人史包括哪些？

· 生活习惯

是否吸烟（吸烟指数、是否戒烟）、饮酒、静坐的生活方式等。

· 运动习惯

患病前、后运动水平（是否喜爱运动、运动类型、每周运动次数、每次持续时间、强度),运动中有无不适(胸痛、下肢酸痛、呼吸困难)。

 • 环境安全

住所是否有电梯、是否与人同住、是否独自开车。

166. 慢性阻塞性肺疾病患者突然出现呼吸困难的原因有哪些?

患者突然出现气促、呼吸困难加重,要考虑以下几种可能的原因:

(1)慢性阻塞性肺疾病急性加重。

(2)自发性气胸。

(3)痰窒息。

(4)急性心肌梗死。

167. 患者出现运动耐力下降的原因有哪些?

从病理学的角度来说,运动受限是呼吸系统(如呼吸肌、肺通气功能、肺泡毛细血管气体交换及骨骼肌)的功能异常所致,其中呼吸因素可能是最重要的。即使是轻度的慢性阻塞性肺疾病患者,也可能出现这些异常。

168. 慢性阻塞性肺疾病患者一活动就会喘的原因是什么?

 • 气道阻塞、肺弹性回缩力降低

慢性阻塞性肺疾病主要的病理生理学改变是气道阻塞、肺弹性回缩力降低,导致气流受限、通气阻力增加、通气功能下降和呼吸做功增加;通气血流比例失调,使肺泡通气效能下降,也增加了呼吸功。故通气需求的增加和通气能力的降低导致活动受限和呼吸困难。

• 动态肺过度充气

慢性阻塞性肺疾病患者呼气末肺动态弹性回缩力几乎为零,在有效呼气时间内不足以完全排空吸入肺内气体,以至于呼气末肺容量增大,即动态肺过度充气。动态肺过度充气使呼吸肌(主要是膈肌)处于不利的力学状态,通气能力进一步下降,进一步增加了呼吸功,降低了运动耐力。

• 骨骼肌功能失调

运动耐力的大小除与心肺功能有关外,还与骨骼肌的质量及力量密切相关。不同患者引起骨骼肌功能下降的原因各异,包括全身情况差、营养不良、低氧血症、高碳酸血症及氧化应激增加等。

169. 什么是诊断性测试?

诊断性测试所提供的必要信息有助于对康复对象进行评估,确定个体化治疗计划。这些检查结果大部分能从患者的医疗记录中获得。首次呼吸康复评估所需的基本数据包括以下方面:

(1)完整的肺功能检查(肺量计、肺容量、弥散功能)。

(2)最大吸气压和最大呼气压。

(3)胸部影像学检查。

(4)心脏测试,包括动态心电图、超声心动图等。

170. 常见体适能评估项目包括哪些?

(1)心肺耐力评估:6分钟步行试验(简易但需要设备);心肺运动试验(精确但设备昂贵);2分钟踏阶试验(徒手、简单、易学)。

(2)肌肉力量评估(30秒椅子站立试验、30秒手臂屈曲试验、握力评估)。

（3）平衡评估（单腿直立平衡试验）。

（4）柔韧性评估（座椅前伸试验、抓背试验）。

171. 如何进行2分钟踏阶试验?

2分钟踏阶试验可以作为有氧耐力的替代测试项目。

评定方法

首先,在患者膝关节和髂骨棘之间1/2处的高度画一条横线,当测试者喊出"开始"的口令后,受试者即开始原地踏步(不可跑步),持续2分钟,尽量踏出最多步数,每一步踏步前膝关节都应抬到标识高度,但步数的计算则只计右膝抬到标识高度的次数。假如提醒受试者后仍无法抬到标识高度,则可让其稍微减慢踏步速度或停止练习,直到能够抬到标识高度,但整个过程中不停表。

172. 2分钟踏阶试验的评分和所需器材是什么?

测试器材

秒表、软尺或长约76cm的线绳、胶带、计次器。

评分标准

分数为2分钟内所踏的步数(右膝关节抬高达到标识高度的次数),测验一次即可。

173. 如何进行30秒手臂屈曲试验?

让受试者坐在椅子上,背部挺直,双脚平踩地板,坐的位置略偏向惯用手侧的椅子边缘,惯用手以手握的方式拿着哑铃下垂于体侧,手臂与地板垂直,当手肘屈曲哑铃上提时逐渐将手掌转向上,接着手肘慢慢伸直时手掌又转回成手握的姿势。整个过程中手腕保持固定不动,只有手肘屈伸的动作。测试者应先采用较慢的速度示范正确的动作,然后再以较快的速度示范动作,实际测试前先让受试者徒手练习一两次,以确保动作的正确性。

174.30 秒手臂屈曲试验需要注意哪些问题?

当测试者喊出"开始"的口令后,受试者即做出完整的肘部屈曲动作(从完全伸直到完全屈曲),在 30 秒内尽力做出最多次数的手肘屈曲动作,在这个测试过程中上臂必须保持固定不晃动,让受试者手肘紧紧夹在体侧可以保持上臂稳定。

175.30 秒手臂屈曲试验的评分标准是什么?

评分标准

在 30 秒内完成的肘部屈曲动作次数即为分数,如果在 30 秒时间到而受试者屈肘超过一半,则这一次也算。实施一次 30 秒测试即可。

参考范围:(女/男)

30 秒手臂屈曲试验(女性)(单位:次)

年龄(岁)	60~64	65~69	70~74	75~79	80~84	85~89	90~94
10th	10	10	9	8	8	7	6
25th	13	12	12	11	10	10	8
50th	16	15	15	14	13	12	11
75th	19	18	17	17	16	15	13
90th	22	21	20	20	18	17	16

30 秒手臂屈曲试验(男性)(单位:次)

年龄(岁)	60 ~ 64	65 ~ 69	70 ~ 74	75 ~ 79	80 ~ 84	85 ~ 89	90 ~ 94
10th	13	12	11	10	10	8	7
25th	16	15	14	13	13	11	10
50th	19	18	17	16	16	14	12
75th	22	21	21	19	19	17	14
90th	25	25	25	22	21	19	17

176. 如何进行 30 秒椅子站立试验?

30 秒椅子站立试验可作为下肢肌群力量的评估项目。

评定方法

让受试者坐在椅子中央,背部挺直,双脚平踩地面,双手手臂于手腕处交叉贴近胸前,当测试者喊出"开始"的口令时,受试者即起身站立再坐下。实际测试前先让受试者练习一两次起立 – 坐下动作。测试者的示范应采取较慢的速度,做出正确的动作,然后再以较快的速度示范动作,让受试者了解应在安全的范围内尽量以最快速度做出动作,鼓励受试者在 30 秒内尽力做出最多次的起立 – 坐下动作。

177. 30 秒椅子站立试验所需器材是什么?

测试器材

秒表、座位高度约为 43cm 的直背椅或折叠椅,椅子靠墙放置以免滑动。

178. 30 秒椅子站立试验的评分标准是什么?

评分标准

在 30 秒内完成的起立 – 坐下次数即为分数,如果 30 秒时间到,受试者正好起身一半以上,则这一次也算。实施一次 30 秒测试即可。

参考范围:(女/男)

30 秒椅子站立试验(女性)(单位:次)

年龄(岁)	60 ~ 64	65 ~ 69	70 ~ 74	75 ~ 79	80 ~ 84	85 ~ 89	90 ~ 94
10th	9	9	8	7	6	5	2
25th	12	11	10	10	9	8	4
50th	15	14	13	12	11	10	8
75th	17	16	15	15	14	13	11

30 秒椅子站立试验(男性)(单位:次)

年龄(岁)	60 ~ 64	65 ~ 69	70 ~ 74	75 ~ 79	80 ~ 84	85 ~ 89	90 ~ 94
10th	11	9	9	8	7	6	5
25th	14	12	12	11	10	8	7
50th	16	15	15	14	12	11	10
75th	19	18	17	17	15	14	12
90th	22	21	20	19	18	17	15

179. 如何进行单腿直立平衡试验?

单腿直立平衡试验主要用来评估患者的平衡功能。

评定方法

让受试者在距离墙面或其他可以做视觉参考的参照物三步(约 1m)的位置站立,双脚并拢,双臂自然下垂于身体两侧。在开始试验前应给受试者做示范。让受试者一条腿屈膝,使脚抬离地面 15 ~ 20cm,双腿略分开,不能相碰,并保持双手自然下垂于身体两侧,当受试者完成这个单腿站立动作后立即用秒表开始计时。受试者应该在尽可能长的时间内单腿站立,眼睛注视参考标志,并保持站立的下肢与地面垂直,双臂下垂于身体两侧,抬起的脚保持在一个位置。在收集数据前允许受试者进行两次预试验。当受试者双臂偏离身体两侧,站立的下肢偏离原来的位置或抬起的下肢接触到地面时,应立即停止试验。如果受试者单腿直立的时间超过60秒,可以认为其平衡功能较好,则让受试者在闭眼的情况下重复试验。

180. 单腿直立平衡试验所需器材是什么?

测试器材

秒表、一面带有参考标志的墙,以供患者做视觉上的参考。

181. 单腿直立平衡试验的评分标准是什么?

单腿直立平衡试验参考范围(单位:秒)

年龄(岁)	性别	1分	2分	3分	4分	5分
60~64	男	1~3	4~6	7~14	15~48	>48
60~64	女	1~2	3~5	6~12	13~40	>40
65~69	男	1~2	3~5	6~12	13~40	>40
65~69	女	1~2	3~4	5~10	11~35	>35

182. 如何进行座椅前伸试验?

座椅前伸试验的操作方法及评分标准如下。

让受试者坐在椅子上,向前、向下弯曲身体,也可以给受试者示范标准的体位。

让受试者弯曲左腿并将左脚平放在地面上,右腿完全伸直,足跟着地,踝关节弯曲成90°。受试者尽可能抬头,挺胸,双手手臂伸直,手指向前、向下伸直,同时指尖向脚尖方向前伸。提醒受试者在试验过程中保持呼吸顺畅,缓慢移动手指,不能突然达到最大伸展度。在试验过程中,膝关节应保持伸直;如有弯曲,应重新进行试验。受试者手指前伸达到极限并且至少保持2秒,才具有意义。受试者需要进行2次预试验,之后再进行2次正式的试验。然后更换左腿再重复上述试验。记录中指指尖到脚尖的距离。如果指尖前伸不能通过脚尖,得到的距离为负数。如果指尖前伸能够通过脚尖,得到的距离为正数。取最好的成绩。

183. 座椅前伸试验所需器材是什么?

测试器材

座位高度约为43cm的折叠椅,椅子前脚略斜较不易倾倒,硬尺、椅子靠墙壁放置以免滑动。

184. 座椅前伸试验的评分标准是什么?

评分标准

练习暖身后就实际情况较好的那条腿进行2次正式的测试,测量中指指尖到鞋尖的距离(cm),测试2次,记录最佳的分数。以鞋尖位置定位"0",如果手臂前伸未达脚尖,则测量的距离以负分(-)记录,假如中指指尖刚好碰到鞋尖,则记录分数为"0",假如手臂前伸超过脚尖,则测量的距离以正分(+)记录。

座椅前伸试验(女性) (单位:cm)

年龄(岁)	60~64	65~69	70~74	75~79	80~84	85~89	90~94
10th	-15.2	-15.2	-16.5	-17.8	-20.3	-20.3	-22.9
25th	-6.4	-7.6	-8.9	-10.2	-14.0	-14.0	-16.6
50th	1.3	0.0	-1.3	-2.5	-5.1	-6.4	-8.9
75th	4	7.6	6.4	5.1	3.8	1.3	1.3
90th	6.5	15.2	14	12.7	11.4	7.6	5.1

座椅前伸试验(男性) (单位:cm)

年龄(岁)	60~64	65~69	70~74	75~79	80~84	85~89	90~94
10th	-15.2	-15.2	-16.5	-17.8	-20.3	-20.3	-22.9
25th	-6.4	-7.6	-8.9	-10.2	-14.0	-14.0	-16.6
50th	1.3	0.0	-1.3	-2.5	-5.1	-6.4	-8.9
75th	4	7.6	6.4	5.1	3.8	1.3	1.3
90th	6.5	15.2	14	12.7	11.4	7.6	5.1

185. 如何进行抓背试验?

抓背试验主要用来评估上肢(尤其是肩周围肌群)的柔韧性。

评定方法

受试者采取站立位,利手向上伸,越过同侧肩部,手指伸直、摸向后背、尽量向下延伸,手肘应朝上;另一只手则手指伸直,掌心向外,从同侧腰部在背后向上延伸,尽量伸向另一只手。受试者可左右两侧都试做,比较哪一侧两只手较为靠近,就以这一侧进行测试,测试前再练习2次以暖身。

186. 抓背试验所需器材是什么?

测试器材

硬尺。

187. 抓背试验的评分标准是什么?

评分标准

以实际情况较佳的那一侧练习 2 次暖身后就实际以那一侧来进行 2 次正式测试,测量双手中指指尖之间的距离(cm),测试 2 次,记录最佳的分数。如果中指指尖无法相碰,则测量的距离以负分(-)记录,假如中指指尖刚好相碰,则记录的分数为"0",若中指指尖重叠,则测量的距离以正分(+)记录。无论双手在背后摆放的位置如何,测试时都是测量双手中指指尖的距离。

抓背试验(女性) (单位:cm)

年龄(岁)	60~64	65~69	70~74	75~79	80~84	85~89	90~94
10th	- 14.0	- 15.2	- 16.5	- 17.8	- 20.3	- 25.4	- 29.2
25th	- 7.6	- 8.9	- 10.2	- 12.7	- 14.0	- 17.8	- 20.3
50th	- 3.8	- 2.5	- 3.8	- 5.1	- 6.4	- 8.9	- 11.4
75th	3.8	3.8	2.5	1.3	0	- 2.5	- 2.5
90th	10.2	8.9	7.6	7.6	6.4	5.1	5.1

抓背试验(男性) (单位:cm)

年龄(岁)	60~64	65~69	70~74	75~79	80~84	85~89	90~94
10th	- 25.4	- 26.7	- 27.9	- 30.5	- 31.8	- 31.8	- 34.3
25th	- 16.5	- 19.1	- 20.3	- 22.9	- 24.1	- 25.4	- 26.7
50th	- 8.9	- 10.2	- 11.4	- 14.0	- 14.0	- 15.2	- 17.8
75th	0.0	- 2.5	- 2.5	- 5.1	- 5.1	- 7.6	- 10.2
90th	6.4	5.1	5.1	2.5	2.5	0.0	- 2.5

188. 呼吸肌功能评估包括什么?

呼吸肌功能评估包括呼吸肌力量评估和呼吸肌耐力评估。

呼吸肌力量评估,如最大吸气压、最大呼气压、跨膈压、最大跨膈压和膈肌超声等;呼吸肌耐力评估,如最大自主通气量(MVV)、最大维持通气量(MSVC)、膈肌张力－时间指数(TTdi)、膈肌肌电图。

189. 呼吸肌力量评估包括什么?

呼吸肌力量评估:以通过最大吸气压(PImax)和最大呼气压(PEmax)来进行评估,这也是目前最常用的测试方法。PImax 是指受试者在残气位通过口件与其相连的闭合管道做最快最大吸气时所能测得的最大并能维持 1～2 秒的口腔压。PEmax 是指受试者在肺总量位通过口件与其相连的闭合管道做最大用力呼气时所测得的最大并能维持 1～2 秒的口腔压。

190. 6 分钟步行试验的价值是什么?

6 分钟步行试验(6MWT)是临床应用最广泛的亚极量运动测试,其评估了运动过程中所有系统全面完整的反应,包括肺、心血管系统、体循环、外周循环、血液、神经肌肉单元和肌肉代谢。虽然 6MWT 不能像极量运动测试那样提供关于运动中牵涉到的不同器官和系统功能的详细信息或运动受限的机制,但在社区呼吸康复评估中,6MWT 简易、易培训、风险性较小、可以最好地反映完成日常体力活动的功能代偿水平,这些优点都将使 6MWT 成为现代社区呼吸康复评估中心肺耐力评估的金标准。

191.6 分钟步行试验适应证包括什么?

6MWT 适用于治疗前和治疗后的比较(肺移植、肺切除、肺减容术、呼吸康复、慢性阻塞性肺疾病、肺动脉高压、心力衰竭),评价功能状态(慢性阻塞性肺疾病、囊性纤维化、心力衰竭、周围血管疾病、老年患者),预测发病率和死亡率(心力衰竭、慢性阻塞性肺疾病、肺动脉高压)。

192.6 分钟步行试验禁忌证包括什么?

6MWT 绝对禁忌证包括 1 个月内有不稳定型心绞痛或心肌梗死。其相对禁忌证包括静息状态心率超过 120 次/分,收缩压超过 180mmHg,舒张压超过 100mmHg。

193.6 分钟步行试验需要做哪些准备工作?

测试场地是一条 30 米长的走廊,场地布置需要准备计时器、圈数计数器、两个小锥体用以标志转身返回点、一把可以沿步行路线灵活移动的椅子、评定记录表、血压计、Borg 指数量表、电话、除颤仪等急救设备,根据患者情况或准备便携式吸氧设备、助行器等。

194. 如何进行 6 分钟步行试验?

测试前告知受试者测试目的,讲解测试过程并演示,让受试者知悉如何使用 Borg 指数量表及发生不良反应时可减慢速度或停下来,测试中需要尽可能远走。人员充足的情况下,一位治疗师记录测试前、测试中每分钟末、测试后恢复期的血压、心率、血氧饱和度等数据,并记录往返次数,另一位治疗师跟随受试者行走并汇报数据,每分钟末标准化指引受试者

（第1分钟过后,用平缓的语调告诉受试者:"你做得很好,还有5分钟。"当剩余4分钟时,告诉受试者:"再接再厉,你还有4分钟。"当剩余3分钟时,告诉受试者:"很好,已经一半了。"当剩余2分钟时,告诉受试者:"加油,你只剩2分钟了。"当只剩余1分钟时,告诉受试者:"你做得很好,再走1分钟就结束了。"）。避免使用其他鼓励性的语言或肢体语言。如果遇到受试者不适,可让受试者休息但不停止计时,并在评估表格中记录休息原因、时间与重新行走的时间。

195. 如何解读6分钟步行试验报告?

6分钟步行试验属于亚极量运动测试,主要用于有症状的心肺疾病患者,有研究证明可以通过6分钟步行试验预计峰值摄氧量。我们参考中至重度心肺疾病患者预计公式:peakVO$_2$[mL/(kg·min)] = 4.948 + 0.023 × 6MWD(m)间接获得患者峰值摄氧量。预估值仅供参考。

196. 什么是日常生活活动能力评估?

日常生活活动(ADL)能力是指人们每天在居家环境和户外环境中自我照料时的活动。其是指人们为了维持生存和适应生存环境,每天必须反复进行的如衣、食、住、行,保持个人卫生整洁和进行独立的社区活动所必需的一系列的基本活动。

197. 评估患者日常生活活动能力的意义是什么?

日常生活活动能力对于健康人来说毫无困难,而对于病、伤、残者来说,一些活动可能有不同程度的困难。

社区慢性呼吸系统疾病患者,在完成上述如肺功能评估、体适能评估等后,还要完成日常生活活动能力评估,从而评估患者因疾病所造成的日常生活活动受限程度,以及对他人的依赖程度,日常生活活动的评估结果也是后期制订康复治疗计划的坚实基础。

198. 日常生活活动能力评估包括哪些项目?

日常生活活动能力评估的常用量表为 Barthel 指数评定量表。

Barthel 指数评定量表(Bl)

项目	完全独立	需部分帮助	需极大帮助	完全依赖
进食	10	5	0	
洗澡	5	0		
修饰	5	0		
穿衣	10	5	0	
控制大便	10	5	0	
控制小便	10	5	0	
如厕	10	5	0	
床椅转移	15	10	5	0
平地行走	15	10	5	0
上下楼梯	10	5	0	

Barthel 指数分级标准:0~20 分为极严重功能缺陷;25~45 分为严重功能缺陷;50~70 分为中度功能缺陷;75~95 分为轻度功能缺陷;100 分为日常生活活动完全自理。

199. 健康体适能评估包括什么?

健康体适能评估包括有氧耐力评估、肌肉功能评估、平衡力评估、柔韧性评估。

200. 什么是有氧耐力评估?

有氧耐力评估是人体依靠能源物质由有氧氧化供能维持运动的能力,指单位时间内氧被从外界摄取到体内,经血液循环运输到活动肌肉,被肌肉摄取并利用的能力,是摄氧能力、运氧能力、用氧能力的综合能力。

201. 什么是肌肉功能评估?

肌力是指肌肉收缩产生的最大力量。耐力是指肌肉持续性维持一定强度的等张收缩或做多次等张/等速收缩的能力。肌力和耐力的大小与肌纤维类型、代谢特点等因素有关。

202. 什么是平衡力评估?

平衡力是指维持身体姿势的能力,特别是在较小的支撑面上控制身体重心的能力。平衡力是一切静态与动态活动的基础。平衡与感觉(视觉、躯体感觉、前庭觉)、中枢整合(多级平衡中枢)、运动控制(踝、髋、跨步反射)有关。

203. 什么是柔韧性评估?

在肋骨康复和神经康复中常用关节角度尺来测量关节活动度,在呼吸康复中常用座椅前伸试验、抓背试验、改良转体试验,这3种测试方法比测量关节活动度更加简单易行,也能够反映患者的柔韧性。

204. 吞咽功能评估有哪些?

● 认知期

认识食物,做出决策。如一个热腾腾的肉包子,不能立即整个入口,需"凉一凉"或"小口咬着吃"。

- 准备期

口腔咀嚼食物,形成易吞咽的食团。

- 口腔期

上述食团从舌面移送至咽部,需要 1～1.5 秒。

- 咽期

食物由咽部送入食管,需要 1 秒。

- 管期

食物由食管送到胃,液体需要 3 秒,固体需要 8～20 秒。

205. 吞咽障碍评估方法有哪些?

吞咽障碍评估方法包括吞咽造影检查法、内镜检查法。

206. 吞咽造影需要准备什么物品?

造影剂及多种性状的造影食物,包括如下几类。

(1)泛影葡胺、碘帕醇、碘普罗胺(优维显)、碘佛醇等。

(2)60% 硫酸钡混悬液(每 100mL 液体中含有 60g 钡)。调制方法:以 200mg 硫酸钡加入 286mL 饮用水中。

(3)稀流质造影食物:60% 硫酸钡混悬液。

(4)浓流质造影食物:100mL 60% 硫酸钡混悬液加入 3g 食物增稠剂。

(5)糊状造影食物:100mL 60% 硫酸钡混悬液加入 6～8g 食物增稠剂。

(6)固体造影食物:小麦粉与钡剂比例为 6∶4,可制作饼干、面包。

207. 吞咽造影的方法是什么?

(1)吞咽造影前首先备好负压吸引器,如患者误吸进入肺部,请尽快吸出。

(2)造影的体位和组合有多种。

(3)吞咽障碍程度最轻的或吞咽功能已经进步、准备过渡到正常饮食的患者可选用固体食物。

(4)结果记录及判读需在有经验的消化科医生或言语治疗师指导下进行。

208. 吞咽内镜检查法包括哪些?

吞咽内镜检查可以检查咽部解剖、评估咽喉部运动;可以检查分泌物食物堆积,观察会厌谷、双侧梨状隐窝等处有无分泌物潴留和食物残留;可以使用流质或者固体食物直接评估,特别是可以看到流质食物有无提前掉入咽部,即食物溢漏;食物经亚甲蓝染色后,液体、半流质、固体食物在吞咽后是否在会厌谷、梨状隐窝有残留,以及食物是否出现在会厌下的气道。其操作方法需要专门培训。

209. 什么是缺氧和低氧血症?

缺氧是指因组织的氧供不足或氧利用障碍,而导致组织的代谢、功能和形态结构发生异常变化的病理过程。

低氧血症是指由于动脉血氧分压明显降低导致组织供氧不足。低氧血症的常见原因包括吸入氧气浓度降低、肺泡通气量下降、通气血流比例失调、分流和弥散障碍。低氧血症诊断的金标准是动脉血气分析中 PaO_2

低于 60mmHg。经皮血氧饱和度（SpO_2）是临床最常用的一种以无创方式判断低氧血症的指标，但影响因素较多。一般 SpO_2 与 SaO_2 结果相差 $1\% \sim 2\%$。

发绀是判断低氧血症的一种临床表现，但只有当血液中还原血红蛋白含量大于 5g/100mL 时才会出现，所以贫血患者低氧血症时不易出现发绀。

210. 氧疗的储存设备有哪些？

家庭氧疗设备主要有制氧机、压缩氧气（高压氧气瓶）和液态氧 3 种。

制氧机在家庭中最常用，利用分子筛吸附和解析原理分离空气中氧气，价格低廉，移动方便。

高压氧气瓶能够长时间储存，移动不方便，安全性差，储存氧气量有限。

液态氧采用空气低温液化，利用不同气体蒸发温度差异分离出氧气。其储存氧气量多，1L 液态氧能够储存 1000L 氧气，但价格昂贵。

211. 吸氧装置有哪些？

临床常用吸氧装置包括双腔鼻导管、普通面罩、可调式通气面罩（文丘里面罩）和储氧面罩等；家庭吸氧最常用的吸氧装置是双腔鼻导管，使用方便，耐受性好，但会增加氧气的浪费，因为鼻导管为持续吸氧，会导致呼气时氧气丢失。为减少持续吸氧时氧气的浪费，可以使用间断吸氧装置、储氧导管和气管内导管。

212. 氧疗时需要注意什么？

吸氧浓度大于50%会增加肺组织中氧化应激、炎症反应、吸收性肺不张和通气血流比例失调的发生风险。

操作吸氧装置时，一定不能在吸氧装置旁使用明火，如吸烟等，杜绝火灾的发生。

慢性阻塞性肺疾病急性加重时避免高浓度吸氧，因为易导致二氧化碳潴留，机制可能包括呼吸抑制、通气血流比例失调和何尔登效应（吸氧促进 CO_2 的解离）等。慢性阻塞性肺疾病急性加重时，高浓度吸氧会增加患者病死率，因此，慢性呼吸系统疾病氧疗时一定要关注氧疗目标，同时要注意二氧化碳潴留问题。

213. 肺炎患者如何根据环境选择是否佩戴口罩？

如果在空旷、空气流通好的室外，人与人相隔距离大于 2 米的情况下，可以不用佩戴口罩。而如果在室内进行中低强度的体育锻炼，如健步走、瑜伽、太极拳、八段锦等，应该全程佩戴口罩。

214. 肺炎患者如何根据温度选择是否佩戴口罩？

如果温度大于27℃甚至超过 30℃，不建议佩戴口罩进行运动，因为在这种情况下，口罩很容易被汗水浸湿，加重憋闷感觉，严重损害心肺功能。

215. 肺炎患者如何根据运动强度选择是否佩戴口罩？

在进行低中强度运动时候，可以佩戴口罩，但高强度运动时则不建议佩戴口罩。辨别的方法如下：高强度运动时，可能会出现大口喘气，无法正常对答，心率超过 120 次/分，同时伴有大量出汗情况；中强运动时，呼吸、心跳加快，这时会略微出汗，可以正常对答，但不能唱歌；低强度运动时，呼吸、心跳与平时比较一般变化不大，可以正常进行对答，同时唱歌。注意，如果有心肺基础疾病的患者，即使在进行低中强度的运动时，也不建议佩戴口罩。

216. 肺炎患者如何根据运动类型选择是否佩戴口罩？

首先，运动的时候绝对不可以选择 N95 口罩。这种口罩虽然密闭性好，但通气性能差，运动时会明显增加通气阻力，尤其在进行剧烈运动时，随着心跳、呼吸的加快，会加快大脑缺氧，增加心肺负担，出现胸闷、心悸、头晕，甚至晕厥。医用外科口罩容易产生湿气，也会影响心肺功能。

肺炎患者康复后应尽量选择在户外空旷、人流量少的地方运动。室内则选择空气流通好，温、湿度适宜的地方。运动强度由低强度逐渐过渡到中高强度，让身体慢慢适应，逐步恢复。

217. 什么是呼吸困难？

呼吸困难是一种有意识的呼吸努力的增加，或者通气不足感，常在健康人群的剧烈运动中发生。如果在散步、上楼，甚至如厕过程中也会诱发呼吸困难，呼吸困难就成为显著的失能。作为呼吸功能不全的一个重要症状，是呼吸困难具体表现为患者主观上有空气不足或呼吸费力的感觉，而客观上表现为呼吸频率、深度和节律的改变。每一种感觉形成意识都来源于对化学和机械感受器的反馈，并且受心理因素影响，呼吸困难也是如此。

缓解呼吸困难的策略包括 4 个方面:控制训练强度、训练呼吸泵、提高通气/换气效率、提高患者认知。

218. 什么是传统手法排痰?

传统手法排痰大致有以下几种:①叩击是手呈杯状,腕部用力,在患者呼气时进行双手交替有节奏快速叩拍。体位引流的同时可使用叩击以增加效果,也可在主动循环呼吸技术期间使用。②震颤是将双手置于患者胸壁,在患者呼气时缓和压迫并急速震动胸壁。③震动是由治疗师上肢肌肉(肩至手)等长收缩完成,即快速叩拍动作。④摇动是一种较剧烈的方法,在患者呼气时,治疗师的手以大幅度的动作摇动患者胸廓。

219. 什么是主动循环呼吸技术?

主动循环呼吸技术(ACBT)是一种灵活的方案,任何患者,只要存在支气管分泌物过量问题,都可以使用。这个周期包括 3 个部分:呼吸控制、胸廓扩张运动和用力呼气技术。临床上,可以根据患者情况灵活安排 3 个部分的顺序。但应注意一点,病情严重的患者进行用力呼气时会疲劳,用力后紧接着要进行呼吸控制,并且可以依据实际情况增加呼吸控制的时间。

220. 什么是振荡呼气正压?

振荡呼气正压(OPEP)治疗装置是用一种机械的方式打断气流,通过呼气阻力器在呼气时产生振荡气流。振荡气流可以降低气道分泌物的黏性,更有利于分泌物的排出。使用时,采取一个较为放松的体位,慢慢吸气超过正常呼吸,但不吸满,屏住呼吸 1～2 秒,将治疗装置含入口中后尽快呼气,但速度不要过快。根据情况,重复上述过程 5～10 次后开始呵气或咳嗽排痰。

221. 胸椎后凸有什么影响?

胸椎后凸导致胸椎僵硬,可能会抑制呼吸道的清除功能并增加呼吸功;继发颈源性头痛及胸椎、腰椎疼痛。疼痛会限制胸廓的活动度,进而导致肺活量下降。胸椎的受限还会影响动作模型,如胸椎活动度减少会导致肱骨关节窝内肱骨稳定性变差。

222. 如何改善胸椎后凸?

胸椎后凸畸形的治疗需要根据胸椎后凸畸形的严重程度来决定。轻度胸椎后凸畸形,若没有任何症状或只是单纯的胸背部肌肉疼痛,对日常生活没有明显影响,患者能耐受,则以缓解症状的对症保守治疗为主;若严重的后凸畸形导致神经、脊髓损伤,则要进行手术治疗,矫正畸形部位。

223. 胸椎后凸的治疗原则是什么?

先调整骨盆和肩部的位置,保证骨盆、腰椎、胸椎和颈椎处于放松姿势。观察颈部和头部与躯干和骨盆的连线是否在一条线上;对紧张缩短的肌肉进行放松;对较为薄弱的肌肉进行肌肉耐力和力量训练;改善胸椎的活动度。

224. 什么是有氧训练?

有氧训练属于长距离耐力的训练,又称"心肺功能训练"。其是通过连续不断和反复多次的活动,并在一定时间内,以一定的速度和一定的训练强度,要求完成既定的运动量,使心率逐步提高到规定的最高和最低的安全心搏范围内。

225. 有氧训练等于耐力训练吗?

有氧运动是身体大肌群的中等强度、动力性、周期性的运动,持续一定时间,是提高身体有氧代谢能力和全身耐力的训练方式。

耐力训练是通过运动增加耐力的训练。耐力包括心血管耐力和肌肉耐力。通常情况下,耐力训练指的是增加心肺耐力的运动训练,其方式通常为有氧运动。全身耐力是指全身活动的持续能力,其决定因素是身体有氧代谢能力、心肺功能和骨骼肌代谢能力。因此,有氧训练实际上包括全身耐力及心肺耐力训练。

226. 耐力训练的益处和必要性是什么?

有氧耐力训练对人体的益处是全方位的。运动的首要益处表现在降低人群的全因死亡率及心血管疾病死亡率。最近的一项大型荟萃分析(Meta 分析)纳入了 33 个研究,883 372 人,结果显示:体力活动可减少33% 的全因死亡率和 35% 的心血管疾病死亡率。长期的有氧运动和体力活动的增加使运动耐量增加。运动耐量与死亡和心血管疾病风险有一定相关性。运动耐量每增加 1MET,校正的死亡风险降低,与 ≤4MET 的人群比较,运动耐量在 5.1 ~ 6.0MET 的人群,死亡风险降低 38%,如运动耐量 >9MET 的人群,死亡风险降低 61%。这种风险的降低与年龄无关。

227. 为什么在有氧训练前要进行运动评估?

在有氧训练前进行运动评估的原因如下:

- 识别和评估危险因素,以便更好地进行危险因素的控制。

- 了解是否有运动诱发的不良事件的危险。

- 给患者制订个体化的、安全有效的运动方案。

运动心电图试验或运动心肺功能检查的实施是很重要和必要的。

228. 运动试验检查在有氧训练前评估的重要性是什么?

(1)设定安全和有效的运动强度必须参照运动试验的结果。

(2)在给患者进行危险性分层以决定进行运动训练并进行监护时,也需要参照运动试验的结果。

(3)在评估运动训练的作用时也要进行运动试验。

因此,对所有进入心肺康复程序的心肺疾病患者,有条件的情况下均建议进行运动试验检查。

229. 心肌梗死患者出现哪些情况需要重新进行运动试验检查?

在心肌梗死后3~6周完成的运动试验有助于就进行运动诱发心血管不良事件的危险性进行分层,同时有助于决定患者是否能重回工作岗位。按照实践经验,经过8~12周的运动训练,稳定的心脏病患者需再行一次运动试验检查。在以下情况下也需要复查:

(1)心肌梗死1年后。

(2)症状出现改变。

(3)所用药物可能影响运动。此时的运动试验可有助于调整运动处方,评估患者的运动耐量变化,并给患者治疗反馈。

230. 推荐呼吸系统慢病患者使用的运动处方?

呼吸系统慢病患者有氧训练运动处方一般 FITT 推荐	
运动频率(F)	每周 3～5 次,平均分配在一周的 7 天内,如果是低强度运动,建议每天 1 次
运动强度(I)	通常推荐中强度运动,起初训练的体弱患者可以从低强度训练开始。根据个体情况和训练目的也可以进行高强度训练,或采用高强度间歇训练模式
运动时间(T)	可从 10 分钟开始,应逐渐达到每次运动 30～60 分钟
运动形式(T)	首先推荐步行、功率自行车,根据个体情况可选择各种有氧训练器械、舞蹈、体操、中国传统功操(包括太极拳)

231. 在为呼吸系统慢病患者设置运动强度时,有哪几种方法?

强度设定方法	具体方法
峰值 HR (PHR)%	根据运动试验的结果,取峰值心率的百分比设定靶心率。这种方法大约低估 15% 摄氧量(70% PHR ＝55% 的峰值 METS)
HR 储备 (HRR)	根据运动试验得出的峰值心率和静息心率算出心率储备值,然后根据心率储备值和静息心率设定运动训练靶心率。如 PHR150 － 静息 HR70 ＝ 80HRR,靶心率为 60% 的 HRR ＋ 静息 HR70,为 80 ×0.6 ＋70 ＝118。这种方法接近摄氧量水平
METS	通过所需的 MET 水平设定工作负荷或活动的强度。当周围条件可控时,或以功率自行车或平板作为运动训练的方式时,使用此方法最佳,可降低预测 METS 值的变异程度
RPE	若患者能正确可信地使用 RPE 量表,则这种方法和心率联合起来设定运动强度最佳。尤其是在患者使用了影响心率的药物或患者不能准确地测量心率时,这种方法尤其有用。使用标准化的 RPE 量表十分重要,而且必须在运动训练过程中重新确认 RPE 分数,因为在运动训练时的 RPE 评分可能和在运动试验中得到的评分有少许差异

232. 如何根据峰值摄氧量或最大摄氧量的百分比设定运动强度?

以峰值摄氧量或最大摄氧量(VO_2)的百分比为强度标准时,通常以 50% ~ 80% VO_2 为靶强度。对于慢性心肺疾病患者,高于 60% VO_2 的强度为高强度训练。最大摄氧量的测定需要采用运动心肺功能测试系统,在运动平板或功率自行车上进行,是评估患者运动耐量的金标准。

233. 如何根据无氧阈设定运动强度?

在测试中还可测得患者的无氧阈。也可将运动训练的强度控制在无氧阈以下。超过无氧阈强度的运动可导致患者的无氧糖酵解代谢增加,乳酸浓度在短期内迅速升高,增加呼吸驱动,使患者极易出现呼吸困难和肌肉疲劳,尤其是慢性肺疾病及慢性心力衰竭患者。因此,患者更容易实施和接受控制在无氧阈强度以下的运动。

234. 如何根据最高心率百分比设定运动强度?

以最高心率(HR)百分比为强度指标时,可在症状限制性运动试验中直接测得最高心率。目前推荐60% ~ 90% HR 的强度为有氧训练强度。此外,也可利用心率储备的公式计算,靶心率 =(最大心率 - 静息心率)× 60% ~ 80% + 静息心率。后者计算的运动强度更接近以最大摄氧量为指标的运动强度。心率因为其易监测性,是最常用的运动强度指标。但对于慢性肺疾病患者及心力衰竭患者而言,疾病的严重程度和心肺功能的稳定性有时间波动,训练的心率也会出现波动。因此,不能单纯参考心率指标,应结合患者的呼吸困难和疲劳程度来控制运动强度。

235. 如何根据代谢当量设定运动强度?

以代谢当量(METS)为运动强度指标时,由于 MET 是指单位时间内单位体重的耗氧量[mL/(kg·min)],是运动强度的相对指标。其不受血管活性药物的影响,可以通过查表的方式了解每项活动的强度,故对于指导患者的日常各项活动很有意义。靶强度一般选择 50%~80% 最大 MET。

236. 如何根据主观用力程度分级设定运动强度?

以主观用力程度分级(RPE)为运动强度指标时需要训练时受试者主观用力评估。一般选用 Borg 指数量表(RPE 6~20),评分 11~15 分为推荐运动强度。RPE 是患者最容易采用的方式,特别适用于居家和社区康复训练。慢性心力衰竭和慢性肺疾病患者,推荐采用呼吸困难指数(RPE 0~10)。因为这些患者在运动中多数因为呼吸困难限制运动,因此,更适合采用呼吸困难指数来控制运动强度。采用 0~10 分的 Borg 指数量表呼吸困难评分,2 分为轻微的呼吸困难,3 分为中度的呼吸困难,4 分为稍明显的呼吸困难。将运动强度设定为 3~6 分,运动中也采用此评分来控制强度。

237. 如果运动强度过高,患者会出现哪些临床表现?

运动训练强度过高的临床表现
心绞痛的发生或其他心血管功能不全的症状
SBP 不升或下降,SBP≥240mmHg 或 DBP≥110mmHg
核素心肌显像显示的运动时的可逆性充盈缺损,或超声心动图出现中至重度的室壁活动异常,其他的显著心电图异常表现如二度或三度房室传导阻滞(AVB)、心房颤动、室上性心动过速、复杂的室性异位心律
其他的运动不耐受表现

238. 什么是高强度间歇运动?

高强度间歇运动是接近个体最高运动耐量水平的高强度运动。进行高强度间歇运动,运动持续时间较短,可为 30 秒~1 分钟,间歇期采用低强度如 40%~45% 的峰值强度,持续数分钟,再重复高强度运动。如此数次,总的运动时间可为 30~45 分钟。有研究表明,慢性心肺疾病患者进行高强度间歇运动相对于低强度持续运动而言,运动功能改善更显著,最大摄氧量增高。

239. 为什么选择高强度运动训练?

虽然高强度运动在功能改善方面略优于低强度和中强度运动,但长期的运动依从性则不如低强度和中强度运动。并且,不是每位患者都能忍受高强度的训练。另外,高强度训练即使是间歇性的训练,也可能有一些不良作用。例如,某些慢性阻塞性肺疾病患者进行高强度运动训练更容易出现膈肌疲劳。高强度运动还可能使肌肉的氧化应激产物增加,损伤肌肉细胞。因此,应根据个体的情况,选择适合的运动强度,使运动的效果显著的同时减少不适当的运动的不良作用。

240. 为什么选择低强度运动训练?

低强度运动训练虽然在提高运动耐量方面不如中高强度训练,但慢性心肺疾病患者依然可从低强度运动中获益,表现为训练后呼吸困难改善,功能提高,以及健康状态改善。其可能的机制为:神经肌肉耦合和协调改善使运动的机械效率增加,改善肺排空,减少肺过度充气,减少焦虑和呼吸困难的主观感受,增加了患者参加各项活动的驱动力等。因此,应鼓励无禁忌证的慢性心肺疾病患者参与运动训练,即使是低强度的运动训练也足以改变患者的功能状态。

241. 对于虚弱的患者,如何选择运动方式?

对于极其虚弱、肌肉无力不能参与常规有氧运动训练的慢性心肺疾病患者,还可考虑采用经皮神经肌肉电刺激技术,刺激患者的下肢肌群,可有助于增加肌力,延长步行时间和距离。

242. 在社区康复环节,最容易开展的有氧训练方式包括哪些?

最容易开展及监控运动强度,以及坚持完成训练方案的运动方式是步行及功率自行车。

243. 为什么选择步行和功率自行车?

第一,目前大多数关于心肺疾病患者运动训练的研究都采用这两种训练方式,研究证据充分。

第二,患者在运动前进行的运动耐量评估,或者为步行(运动平板心电图、运动平板心肺功能或6分钟步行),或者为功率自行车,根据评估的结果制订相应的运动方案具有较高的准确性和指导意义。

第三,训练中的各项参数(如心率、血压、氧饱和度)的监控实施也比较容易。

第四,步行是日常生活中最常采用的功能活动,采用步行进行运动训练对患者的日常生活功能活动有直接的促进作用。

第五,步行和功率自行车所需场地及设备简单,易于在社区及居家自我训练。

因此,慢性心肺疾病患者进行有氧耐力训练时,可优先选择这两种方式。

244. 终止运动训练的指征包括哪些?

终止运动训练的指征
随运动负荷的增加收缩压较基线水平下降 >10mmHg,伴或不伴其他缺血证据
胸痛
疲乏、气短、耳鸣、下肢痉挛
出现神经系统症状,如共济失调、头晕、持续室性心动过速接近晕厥
不良的征象:发绀、苍白
心电图监测出现如下情况无论患者是否合并症状
持续室性心动过速
● ST 段或 QRS 波的变化,如:ST 段过度压低(水平或下斜型 ST 段压低 >2mm)或运动诱发的明显的电轴偏移无病理性 Q 波的导联出现 ST 段抬高 $\geq$ 1.0mm(V_1 及 aVR 导联除外)
● 除持续性室性心动过速外的其他心律失常,如多形室性期前收缩、短阵室性心动过速、室上性心动过速、心脏传导阻滞或心动过缓
● 出现束支传导阻滞或不能与室性心动过速相鉴别的室内阻滞
高血压反应[收缩压 >250mmHg 和(或)舒张压 >115mmHg]
受试者拒绝继续运动

245. 呼吸系统慢病患者终止运动训练的指征包括哪些?

呼吸系统慢病患者终止运动训练的指征	
运动时出现血 CO_2 潴留	肺源性心脏病
运动血氧明显降低	心力衰竭
运动心律失常	体重下降
肺动脉高压	运动中出现胸腹部动作不协调

246. 如何减轻呼吸系统慢病患者运动中的呼吸困难感受?

要加强运动中对呼吸困难的认知训练,慢性肺疾病患者通常会因为运动诱发的呼吸困难感觉焦虑、恐惧而限制活动,长此以往,心肺耐力和肌肉耐力都出现失用性减退。这也是患者出现运动耐量降低的主要原因之一。进行运动训练时必然会出现呼吸的加深加快、通气增加,以满足运动时身体氧气消耗的增加,这种运动训练所导致的呼吸改变有时会同样让患者焦虑、恐惧。此时,应指导患者接受运动中出现的轻至中度的呼吸困难,将这种感觉作为运动有效果的正面激励,而减少对呼吸困难不必要的焦虑。这种认知训练有助于提高患者对运动训练的长期依从性。

247. 什么是核心稳定性训练?

身体核心区主要是指身体躯干下部区域的肌肉,这些肌肉共同作用为身体提供支撑和活动,从而使全身进行运动。本质上,身体核心是身体的中心,是一个人在运动、功能和耐久性方面的关键表现。

248. 为什么说进行核心稳定性训练至关重要?

核心稳定性训练的大部分动作都是肌肉的等长收缩训练,肌肉在做等长收缩时,心率反应比血管反应要低,使舒张压增高与舒张时间延长有利于冠状动脉灌注压的提高,改善心肌供血功能,减少心肌缺血的发生。不管是冠心病患者还是身体状况正常者,他们在进行等长收缩运动时的心血管反应都要弱于同等用力程度的动力性运动,其机制为肌肉等长收缩时血浆内啡肽释放或合成增多,抑制 β 肾上腺素能受体相对减弱运动心率反应,并可通过交感神经系统以外的途径增强心肌收缩力,从而使运动时心肌耗氧量降低,冠状动脉灌流量增加。已有研究表明,冠心病患者进行等长收缩运动可减少心肌缺血和心绞痛的发生和发展。肌肉等长收缩运动还可以调节人体血压。有研究发现,局部等长收缩运动对动脉血压及血管顺应性有影响,可以使平均动脉压降低,其原因是局部等长收缩运动使血管扩张,进而增加动脉顺应性。由此可见,核心稳定性训练不仅有利于核心肌力的提高,还可以改善心肌供血,减轻心肌缺血的发生,有利于冠心病患者的心肌保护;其还对人体血压具有调节作用,可改善心肺功能。

核心稳定性训练是身体总体运行能力的关键所在,可有助于锻炼出强壮的身体核心能力。

249.在社区康复阶段,如何对患者进行核心稳定性训练?

在进行核心稳定性训练时,为了达到最佳效果,有两种不同的训练方法是必须采用的:静态训练和动态训练。

静态训练有助于肌肉力量,改善身体柔韧性和灵活性。

而动态训练有助于血液循环,增强力量和耐力,有效提高心肺功能。人们在谈到锻炼身体核心时经常想到腹部肌肉训练,但真正的功能性训练更有益处,这种训练加速改善了身体日常活动能力。

认识在做不同的动作时如何使身体核心参与进来是十分必要的,这样可以提供最大的稳定性。以下内容阐述一些常用的静态和动态的核心稳定性训练的方法。

250.在静态训练中有何注意事项?

静态训练,也被称作"等角度练习",能够充分锻炼肌肉,不需要关节运动参与。静态训练的主要功能是稳定脊柱,脊柱在训练中应该保持不动。在静态训练中,不改变肌肉的长度,而且关节没有可见的运动。在静态训练中不需要屏住呼吸,避免血压升高。

251. 静态核心稳定性训练包括什么?

静态核心稳定性训练包括站立伸展、坐姿骨盆倾斜、坐姿平衡、平板支撑、侧卧髋部外展。

252. 如何进行站立伸展?

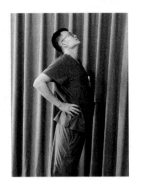

开始采用站姿,双手置于腰部,在保持腹部支撑的同时,在没有感到不适的前提下,尽可能向后倾斜背部,使躯干和腹部肌肉缩紧,保持这个姿势,避免双肩下垂,如图所示,1 分钟内完成整个练习。

目标区域:主要强调锻炼腹直肌和竖脊肌。

253. 如何进行坐姿骨盆倾斜?

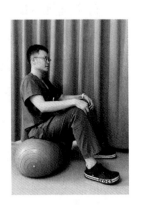

坐在一个瑞士球上,将双手置于大腿上。在缩紧腹部肌肉的同时,从前向后、从左向右缓慢地摆动躯干,每个方向保持 5 秒。如图所示。

目标区域:主要强调锻炼腹直肌、腹横肌和竖脊肌,使脊柱更加灵活。

254. 如何进行坐姿平衡?

坐在一个瑞士球上,将双手置于身体两侧,放在瑞士球上,将右脚抬起和地面平行,保持这个姿势 5 秒,如图所示,然后换左脚重复上述动作。

目标区域:主要强调锻炼腹部肌肉,股四头肌起辅助作用。

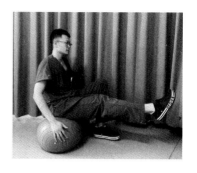

255. 如何进行平板支撑?

用四肢支撑身体,将前臂平放在地面上,两条前臂相互平行,然后将双膝从地面抬起伸长双腿直到双腿和身体呈一条直线,保持腹部肌肉紧致,如图所示。初学者保持这个动作 30 秒(逐步增加至 120 秒)。

目标区域:主要强调锻炼腹直肌和竖脊肌。

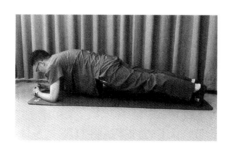

256. 如何进行侧卧髋部外展?

取右侧卧位,使双腿伸展,一只脚叠放在另一只脚的上方,将左臂置于左侧髋部上方,用右臂支撑头部。抬起左腿,直到这个动作作用于身体核心肌肉,保持这个姿势 30 秒,如图所示,放下腿,然后换另一侧重复上述动作。

目标区域：主要强调锻炼腹内外斜肌和臀中肌等臀部及髋部肌肉。

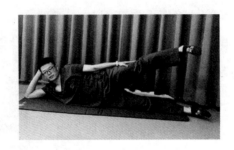

257. 如何进行动态核心稳定性训练？

动态训练是一种关节和肌肉同时运动的训练，对核心稳定性有很好的锻炼作用。动态训练包括游泳、步行、骑自行车、力量训练甚至家务劳动等。这些形式的训练依靠各种动作，包括非作用（拉伸）部分的运动和作用（紧缩）部分的运动。

下面介绍几种常用的动作：瑞士球腰部横向扭转、实心球练习、坐式俄罗斯扭转、瑞士球平板支撑和腿部提升、游泳姿势等。

258. 如何进行瑞士球腰部横向扭转？

取仰卧位，双臂向身体两侧伸展，将双腿置于一个瑞士球上，使臀部贴近瑞士球。使用腹部肌肉作为支撑，将双腿向身体一侧放下，在保持双肩不离开地面的同时，使双腿尽可能靠近地面，保持动作尽可能平稳。回到开始姿势，然后向另一侧转动，如图所示。逐渐增加完成训练的次数，直到可以向每个方向重复转动 20 次。

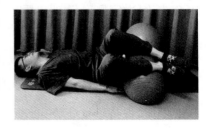

目标区域:主要强调锻炼腹部肌肉和下背部肌肉。

259. 如何进行实心球练习?

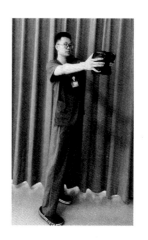

取站立位,双手抱住一个实心球(可用沙袋/1kg 的实物替代),向右侧伸直,距离身体一臂的长度,稍微向相同的方向扭转躯干。然后有控制地使双臂向下摆。继续抱住球平稳地摆至身体左侧,接着抱住球摆到头顶,使整个过程形成一个连续的 360° 的圆周运动,如图所示,完成 30 个圆周。在整个训练中保持躯干平直。

目标区域:主要强调锻炼腹直肌、腹内外斜肌和肋间肌。

260. 如何进行坐式俄罗斯扭转?

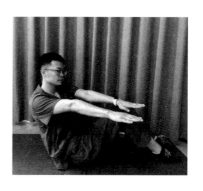

取坐位,屈曲双腿,使双足平放在地面上,将双臂向前方伸出,身体向后微微倾斜,使身体核心保持稳定,然后动作平稳,有控制地向一侧扭转上半身,接着回到中间位置,再向另一侧重复上述动作,如图所示,在整个扭转的过程中注意保持背部平直。分 3 组做这个训练,每组重复20 次。

目标区域:主要强调锻炼腹直肌、腹内外斜肌、竖脊肌和腹横肌。

261. 如何进行瑞士球平板支撑和腿部提升?

用四肢支撑身体,脚下放一个瑞士球,用双手撑住地面,双臂完全伸直,然后将双脚放到瑞士球顶上,完全伸展双腿,保持腹部肌肉紧致,使身体呈一条直线。接着将左脚抬离瑞士球,保持悬空姿势 30 秒,然后将左脚放回原来位置,换右脚训练,如图所示。

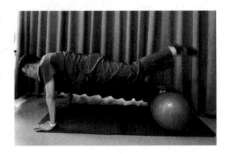

目标区域:主要强调锻炼腹直肌和竖脊肌。

262. 如何进行游泳姿势训练?

取俯卧位,腹部接触地面,使双臂向前、双腿向后伸出,将右臂和左腿同时从地面抬起,头部和肩部也从地面抬起,避免颈部过度紧张,然后回到地面,如图所示。接着换另外的手臂和腿重复这个训练,每边重复10 次。

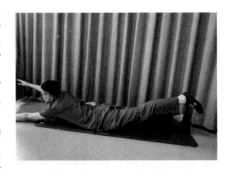

目标区域:主要强调锻炼竖脊肌、菱形肌、背阔肌、腘绳肌和臀部肌肉。

263. 体外膈肌起搏有什么特点?

膈肌为向上膨隆呈穹隆形的扁薄阔肌,成为胸腔的底和腹腔的顶,是最主要的呼吸肌,是完成呼吸泵功能的主要动力来源,在呼吸运动中起重要的作用。膈神经支配膈肌运动,是维持呼吸功能的主要神经,主要是维持正常通气功能。膈肌起搏包括植入式膈肌起搏(implantable diaphragm pacer,IDP)和体外膈肌起搏(extemal diaphragm pacer,EDP)。植入式膈肌起搏主要用于提供长期的通气支持,而后者则多用于短期的辅助治疗。美国等国家主要发展体内膈肌起搏技术,取得较大的进展;但因其为侵入性,缺点较多,如手术时可损伤膈神经、化学性刺激损伤膈神经、放置电极的局部组织可发生感染、瘢痕收缩压迫神经、植入的电极有移位和脱落的风险等,我国较少使用。我国应用的主要是体外膈肌起搏。体外膈肌起搏器是通过体表电极刺激膈神经,引起膈肌收缩,从而改善呼吸功能并影响身体其他功能。而 EDP 操作具有简单方便、安全无创伤、被动式肺康复、患者依从性好、更直接、治疗有效等特点,易于被患者接受。

264. 什么是体外膈肌起搏?

呼吸肌是呼吸动力,其中膈肌是最重要的呼吸肌。膈肌移动 1cm,肺通气量增加约 350mL;占静息呼吸的 75%~80%;但耗氧量占比 <20%;膈肌发生失用性萎缩的速度是其他骨骼肌的 8 倍。

膈肌功能障碍是呼吸困难、咳嗽无力和运动耐量下降的重要因素。

通过体表电极片对膈神经进行低频脉冲电刺激,使膈肌规律地收缩及舒张,膈肌移动度增加,进而增加通气量,促进肺内 CO_2 排出,并逐步恢复患者的膈肌功能,从而实现如下图所示的机制及作用。

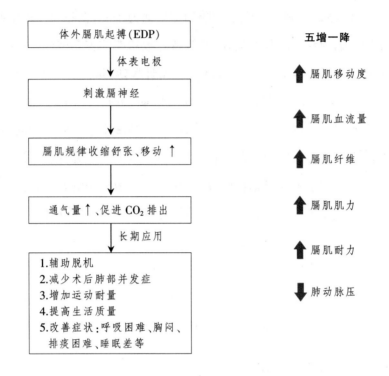

流程图内容：

体外膈肌起搏(EDP)
↓ 体表电极
刺激膈神经
↓
膈肌规律收缩舒张、移动 ↑
↓
通气量↑、促进 CO₂ 排出
↓ 长期应用
1.辅助脱机
2.减少术后肺部并发症
3.增加运动耐量
4.提高生活质量
5.改善症状:呼吸困难、胸闷、
　排痰困难、睡眠差等

五增一降

↑ 膈肌移动度

↑ 膈肌血流量

↑ 膈肌纤维

↑ 膈肌肌力

↑ 膈肌耐力

↓ 肺动脉压

265.体外膈肌起搏应如何操作?

具体操作流程如下

(1)清洁皮肤。

(2)开机、贴片、强度归零。

(3)贴片。2 个小电极片置于胸锁乳突肌外缘 1/3 处;2 个大电极片置于锁骨中线第 2 肋间。

(4)调节参数,开始治疗。一般仅建议调节"刺激强度",从低至高调节,使患者逐步适应,避免产生紧张感。按"确认"键开始治疗并进入倒计时。

（5）当剩余时间变为"0"时,治疗结束。

治疗疗程:开始使用时,每天 1～2 次,每次 15～30 分钟。16 周后可减至每周 2～3 次,每次 30 分钟。

266. 体外膈肌起搏的适应证包括哪些?

• 阻塞性疾病

阻塞性疾病包括:慢性阻塞性肺疾病、支气管哮喘、支气管扩张症、囊性纤维病、闭塞性细支气管炎。

• 限制性疾病

限制性疾病包括:间质性肺疾病、间质性纤维化、职业性或环境性肺疾病、结节、结缔组织病、过敏性肺炎、淋巴管肌瘤病、急性呼吸窘迫综合征、胸壁疾病、脊柱后侧凸、强直性脊柱炎、结核后综合征。

• 其他疾病

其他疾病包括:肺癌、肺动脉高压、胸腹手术(术前/术后)、呼吸机依赖、脑脊髓损伤、肥胖相关的呼吸疾病。

267. 体外膈肌起搏的禁忌证包括哪些?

体外膈肌起搏的禁忌证包括:

（1）气胸。

（2）活动性肺结核。

（3）安装心脏起搏器者。

268. 体外膈肌起搏在慢性阻塞性肺疾病患者中的应用价值?

慢性阻塞性肺疾病患者膈肌厚度低平、变薄、活动幅度减小且肺泡通气量下降,导致缺氧或 CO_2 潴留;而长期缺氧再次加重膈肌萎缩、膈肌的肌力和耐力降低,同时气道阻力增加,使膈肌储备能力下降,进一步加重缺氧和 CO_2 潴留,形成恶性循环。因此,缓解膈肌疲劳,增强膈肌的肌力,才能有效地改善肺通气功能。EDP 治疗后,吸气肌强度和吸气肌耐力有所改善,胸闷、气短均有不同程度改善。患者生活质量提高,如上楼后气短症状减轻,步行距离延长,夜间憋醒次数减少,呼吸频率减慢。因此,EDP 可以提高患者膈肌的强度和耐力,改善患者肺功能及其临床症状,促进慢性阻塞性肺疾病患者的肺康复。慢性阻塞性肺疾病患者的EDP 治疗需要维持较长时间,其肺康复是一项长期坚持的工作。

269.体外膈肌起搏在顽固性呃逆患者中的应用价值?

某些疾病的临床症状,是膈肌不自主的间歇性收缩运动,使空气突然被吸入呼吸道内,并伴有吸气期声门突然关闭发出的短促声响,其发作时间为 4~60 分钟。其发生机制目前亦尚未明确,常见于神经官能症,中枢神经系统、心血管系统、呼吸系统、消化系统疾病,传染病和尿毒症等。顽固性呃逆的治疗方法很多,有一般疗法、药物治疗、经穴疗法、电刺激疗法等,但疗效有限。EDP 治疗顽固性呃逆可取得显著的治疗效果,数据显示有效率高达 92%。其机制主要是体表电刺激膈神经增强膈肌收缩力,以辅助康复膈肌功能,达到治疗效果。因此,EDP 可为顽固性呃逆患者提供一种安全有效的治疗方案。

270.什么是八段锦?

八段锦是一种我国古代功法。

　　八段锦分为坐式与立式,坐式练法恬静,运动量小;一般以练习立式为多。其八言要诀:两手托天理三焦,左右开弓似射雕,调理脾胃臂单举,五劳七伤向后瞧,摇头摆尾去心火,两手攀足固肾腰,攒拳怒目增力气,背后七颠百病消。如图所示。

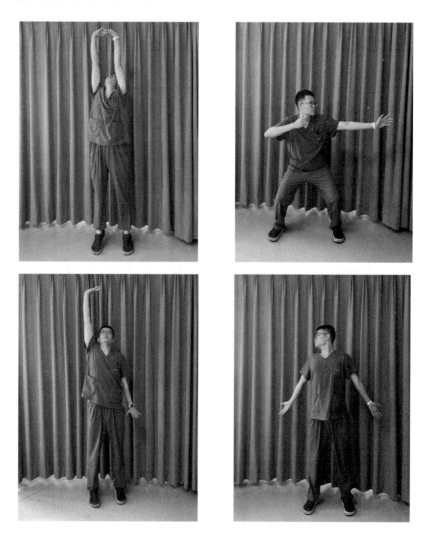

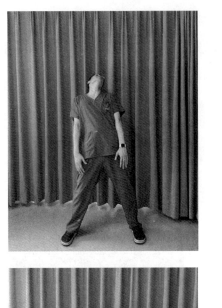
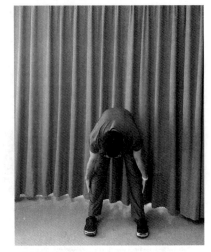
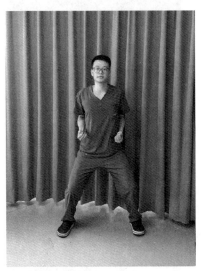
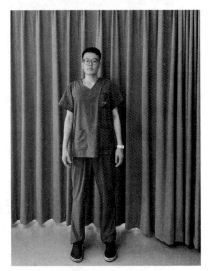

271. 八段锦的治疗效果包括哪些？

八段锦功法能行气活血、疏通经络、调节脏腑。现代研究证实，这套功法能加强血液循环，改善神经、体液的调节功能，对冠心病、慢性支气管炎患者的康复尤为适用。

长期习练八段锦可以使老年人心肌收缩力增强,增加心排血量,改善血管的弹性,提高肺循环功能,改善血流速度,使老年人心肺功能得到改善。八段锦动作优美,运动强度适中,适用于心血管疾病患者。研究者发现,心肌梗死后患者在西药常规治疗基础上给予中药及每天 2 次,每次20 分钟八段锦运动,3 个月后相较于单纯西药治疗组,生活质量明显提高,心绞痛发作明显减少,说明了中医的药物治疗与运动治疗相结合可以有效缓解心绞痛。

272. 做八段锦有哪些注意事项?

严重心脑血管疾病、重症高血压、哮喘发作期、妊娠期女性不宜进行此项运动。每式动作的重复次数,应按体质强弱灵活掌握。要尽量选择强度小、持续性强的运动方式。

第二部分

呼吸系统疾病诊疗及管理

一、支气管哮喘

1. 什么是哮喘?

哮喘是一种气道慢性炎症反应,常伴有广泛而多变的气流阻塞,此种炎症常导致反复发作的喘息、气促、胸闷和(或)咳嗽等症状,多在夜间和(或)凌晨发生。该病是常见病、多发病,以青壮年和儿童居多。近年来,全球哮喘患病率以每10年20%~50%的比例增长,我国成年人哮喘患病率为1.09%。

2. 哮喘的发病病因是什么?

哮喘的发病病因尚不完全清楚,目前认为和遗传因素及环境因素(如吸入螨虫、粉尘、药物等变应原)均密切相关,如大气污染、吸烟、呼吸道病毒感染、剧烈运动、吸入大量冷空气、胎儿期母亲的过敏性体质等,都可能引起哮喘。

3. 哮喘的临床表现有哪些?

患者常表现为呼吸急促、胸闷或胸痛,以及由于呼吸急促、咳嗽或喘息而导致睡眠困难、呼气时发出呼啸声或喘息声、咳嗽等,严重者可出现呼吸困难,甚至猝死。该病容易并发细菌感染。严重哮喘可致肺水肿,甚至猝死。药物治疗主要包括抗气道炎症的药物(如糖皮质激素等)、支气管扩张药(如沙丁胺醇气雾剂等)和特异免疫治疗等。

4. 阻止哮喘发作的关键是什么?

预防和长期控制是阻止哮喘发作的关键。

5. 支气管哮喘常见的症状有哪些?

支气管哮喘常见的症状包括:

(1)呼吸急促。

(2)胸闷或胸痛。

(3)由于呼吸急促、咳嗽或喘息而导致睡眠困难。

(4)呼气时发出呼啸声或喘息声(喘息是儿童哮喘的常见症状)。

(5)由呼吸道病毒(如感冒或流感)恶化的咳嗽或喘息发作。

(6)严重的患者上述症状发作频繁、症状较重、持续时间长,如果治疗不及时可导致昏迷和猝死。

6. 支气管哮喘可能会引起哪些并发症?

支气管哮喘可能引起:

(1)容易并发细菌感染。

(2)严重哮喘可导致肺水肿。

(3)呼吸衰竭。

(4)猝死。

7. 引起支气管哮喘的常见原因有哪些?

(1)支气管哮喘受遗传因素和环境因素(激发因素)的双重影响。

(2)遗传因素:哮喘患者亲属患病率高于群体患病率,并且亲缘关系越近,患病率越高。

(3)激发因素:常见尘螨、花粉等化学物质及鱼类、虾蟹等食物。

8.支气管哮喘患者的激发因素包括哪些?

支气管哮喘患者的激发因素包括如下。

(1)吸入物:特异性吸入物,如尘螨、花粉、真菌、动物毛屑等;非特异性吸入物,如硫酸、二氧化硫、氯氨等化学物质刺激。

(2)感染因素:主要指反复的呼吸道感染,可直接损害呼吸道上皮,致使呼吸道反应性增高。

(3)食物因素:引起过敏最常见的食物是鱼类、虾蟹、蛋类、牛奶等。

(4)气候因素:当气温、温度、气压和(或)空气中离子等改变时可诱发哮喘,故在寒冷季节或秋冬气候转变时较多发病。

(5)精神因素:患者情绪激动、紧张不安、怨怒等,都会促使哮喘发作。

(6)药物因素:如普萘洛尔、阿司匹林均有可能诱发哮喘。

(7)运动:70%~80%的哮喘患者在剧烈运动后诱发哮喘,称为运动诱发性哮喘。

(8)月经、妊娠因素:不少女性哮喘患者在月经期前3~4天有哮喘加重的现象,这可能与经前期孕酮的突然下降有关。

9.哪些情况需要及时就医?

若出现以下情况需要及时就医:

(1)呼吸急促。

(2)胸闷或胸痛。

（3）睡眠困难。

（4）呼气时发出呼啸声或喘息声。

（5）咳嗽或喘息发作。

（6）上述症状发作频率增加，每次持续时间较长。

（7）使用药物（如沙丁胺醇气雾剂、特布他林雾化剂）后无明显改善。

10.出现哪些情况要及时拨打急救电话？

若出现以下情况要及时拨打急救电话：

（1）胸闷、气促症状持续不缓解。

（2）极度呼吸困难。

（3）昏迷。

11.支气管哮喘能治愈吗？

医疗手段还不能根治支气管哮喘，但是长期规范的治疗可以控制临床症状，预防未来风险和并发症的发生，维持肺功能水平接近正常，最终在使用最小有效剂量的基础上，使患者正常生活。

12.支气管哮喘的药物治疗手段包括哪些？

药物治疗手段包括如下。

（1）糖皮质激素：具有强大的抗炎、抗过敏作用，可以迅速缓解症状，常用药物包括布地奈德、倍氯米松等。

（2）白三烯调节剂：可以缓解哮喘症状，常用药物包括孟鲁司特、扎鲁司特等。

（3）长效β受体激动剂：可以扩张支气管，改善胸闷、气促症状，常用药物包括沙美特罗、福莫特罗等。

（4）茶碱Q类药物：具有抗炎和舒张气道作用，常用药物包括氨茶碱、多索茶碱等。

（5）短效β受体激动剂：吸入此类药物可以在几分钟内起效，用于哮喘发作期迅速缓解症状，常用药物包括沙丁胺醇气雾剂、特布他林雾化剂等，哮喘患者应该随身携带，以防急性发作。

（6）抗胆碱药物：能够阻止胆碱能神经兴奋导致的气道平滑肌收缩，适用于慢性支气管炎合并哮喘的患者（喘息性支气管炎），常用药物包括异丙托溴铵等。

（7）色甘酸：具有抑制炎症细胞活性、降低气道高反应性的作用。

13. 支气管哮喘的非药物治疗手段包括哪些?

支气管哮喘的非药物治疗手段包括如下。

（1）免疫治疗。

（2）支气管热成形术：通过支气管镜射频消融气道平滑肌，减少平滑肌的数量，降低支气管收缩能力，降低气道高反应性，治疗哮喘。

14. 支气管哮喘的预后怎样?

支气管哮喘患者预后情况、死亡率的高低与患者的社会经济状况、医疗保障条件及既往病史有关。

（1）若不接受正规治疗，患者反复发作的胸闷、气促、咳嗽等症状严重影响生活，严重的可导致呼吸衰竭，甚至猝死。

（2）经过正规治疗后，大部分患者临床症状可以得到有效缓解，发作频率可以得到控制，效果良好。

15.支气管哮喘患者在家用药注意事项有哪些?

规律用药,切勿私自停药,如果症状发作频繁,应该及时就医,调整治疗方案。

用药复查:遵医嘱复查,根据病情变化在医生指导下确定复查时间。

16.支气管哮喘患者需要注意饮食吗?

支气管哮喘患者饮食应低盐低脂,减少高热量食物摄入,体重过重会加重哮喘症状。

17.支气管哮喘患者可以运动吗?

患有哮喘并不意味着不能运动,在医生的指导下运动,不仅可以增强心肺功能,而且有助于缓解哮喘症状。

18.支气管哮喘患者平时应注意什么?

(1)避免饲养宠物,防止宠物皮屑、皮毛过敏。

(2)避免接触花粉、柳絮等,减少去花草盛开的地方,柳絮飞舞的季节出门时佩戴防尘口罩。

(3)定期清洁居住环境,清理空调过滤网,衣服、床单等定期放在太阳下暴晒,防止尘螨滋生。

(4)如果生活环境较为潮湿,应该使用除湿器;天气寒冷时,出门佩戴口罩,防止吸入干燥寒冷的空气。

(5)保持良好的情绪,如果有精神因素困扰,积极寻求心理医生辅导或药物治疗。

（6）戒烟，如果自己无法戒烟，可到医院戒烟门诊就诊，寻求专业帮助。

19. 支气管哮喘患者应如何预防疾病的急性发作？

（1）更换职业：如果为过敏性体质，不适宜在面粉厂、药品厂、农场、木材加工厂、水泥厂等工作。

（2）尘螨预防：室内家具力求简单洁净，不留卫生死角。每周清洗一次床单、被套、枕套，经常暴晒，室内经常通风。不使用羽绒被，床单、被罩定期清洗，最好两周一次热水洗涤。不放毛绒玩具，不用地毯和绒制窗帘。

（3）花粉的预防：在花粉飘散季节的午间和午后避免室外活动；避免在居室内养花，尤其是菊科植物等。

（4）霉菌的预防：保持卧室、厨房、储藏室和卫生间的干燥和清洁；注意保持室内通风。

（5）动物皮毛的预防：不在居室中养狗、猫、兔、鼠和飞禽等宠物；被褥和枕芯不用动物皮毛、羽绒等材料。

（6）积极预防和治疗呼吸道病毒或细菌感染；少去公共场所；家人患有呼吸道感染时，应注意隔离；避免淋雨、过度劳累、受凉等。

（7）避免有害气体和冷干空气刺激：各种烟雾和烟尘，包括香烟雾、煤烟、草木烟、烹调的油烟、蚊香烟和汽车废气等；各种油漆、橡胶水等刺激性物质；香水、化妆品、发胶、樟脑、除臭剂和爽身粉等；冷干空气等。

（8）注意饮食：避免进食过咸或过甜食物；避免可能诱发哮喘的食物，如鱼、虾、蟹、芝麻、牛奶、鸡蛋等。

20.哮喘患者康复治疗的原则和策略包括哪些?

对于哮喘患者的呼吸康复,可以缓解患者过度通气的一切办法都是值得推荐的;处于急性哮喘发作的患者,通过优化体位抑制过度通气,减少运动,保持改善呼吸效率的姿势,注重休息与睡眠的时间,改变饮食或限制饮食,充分补水,减少环境刺激,减少社会活动和刺激。

二、慢性阻塞性肺疾病

1.什么是慢性阻塞性肺疾病?

慢性阻塞性肺疾病(简称"慢阻肺"),是一种常见的、可预防、可治疗的慢性呼吸系统疾病,其特征是持续的呼吸道症状和气流进出肺脏组织受到限制。大多数患者是因长期接触有毒颗粒或气体(如香烟烟雾、空气污染等)导致肺损伤。其引起的主要症状为慢性咳嗽、咳痰、气短或呼吸困难等。

2.慢性阻塞性肺疾病如何分类、分型或分期?

根据患者临床表现,一般将慢性阻塞性肺疾病分为:支气管炎型和肺气肿型。前者患者年龄多为 40~55 岁,体形一般较胖,症状常以慢性咳嗽、咳痰为主,易反复出现支气管感染,易发展为呼吸衰竭;后者患者年龄多在 50~75 岁,体形较消瘦,症状常以气短或呼吸困难为主,少有支气管感染和呼吸衰竭。这两种类型的临床表现在大多数慢性阻塞性肺疾病患者身上常共同存在。

根据病程,将慢性阻塞性肺疾病分为稳定期和急性加重期。

3. 慢性阻塞性肺疾病能治愈吗？会复发吗？

慢性阻塞性肺疾病不可完全治愈，仅可改善病情。

慢性阻塞性肺疾病不能治愈，所以不存在复发。但其可出现加重：慢性阻塞性肺疾病患者可能突然出现呼吸道症状加重的情况，称为慢性阻塞性肺疾病急性加重（AECOPD）。

4. 慢性阻塞性肺疾病很常见吗？

全球慢性阻塞性肺疾病的患病率约为3.91%，近3亿人患有慢性阻塞性肺疾病，该病目前已成为全球第三大疾病死亡原因。在我国，慢性阻塞性肺疾病的总患病率约为8.6%，其中40岁以上成人慢性阻塞性肺疾病的患病率达13.7%，总患者数已近1亿，是一种常见的呼吸系统疾病。

5. 慢性阻塞性肺疾病患者会出现哪些症状？

该疾病起病缓慢、病程长。在早期，患者可能并无特别明显的自觉症状。一旦有症状，则主要症状包括长期慢性咳嗽、咳痰，以及在活动时感到明显的气短或呼吸困难，患者常将呼吸困难描述为"呼吸费力、气不够用或喘息"。随着疾病加重，患者即使只做一些简单的事情，如穿衣或做饭，都有可能感觉气短。吃饭或运动变得更加困难，呼吸变得更加费力。进入疾病晚期后，患者会出现体重下降、食欲减退、疲乏虚弱等。

6. 慢性阻塞性肺疾病患者的普遍症状是什么？

● 咳嗽

慢性阻塞性肺疾病患者常出现反复咳嗽，尤其是晨间咳嗽明显。

• 痰

慢性阻塞性肺疾病患者经常咳黏痰或泡沫性痰,尤其以清晨咳痰较多;痰的颜色可以是白色,在急性加重期可以变为黄色且黏稠度增加。

• 气短

这是该病的标志性症状。患者经常气短,运动时尤为明显,随后逐渐加重。

• 胸闷和喘息

部分重症患者或该病急性加重时出现喘息。

7. 早期慢性阻塞性肺疾病患者的临床表现是什么?

患者可能并无特别明显的自觉症状。

• 疾病发作且有症状

其主要症状包括长期慢性咳嗽、咳痰,以及在活动时感到明显的气短或呼吸困难。

• 随着疾病加重

患者即使只做一些简单的事情,如穿衣或做饭等,都有可能感觉气短。吃饭或运动变得更加困难,呼吸变得更加费力。进入疾病晚期后,患者会出现体重下降、食欲减退、疲乏虚弱等。

8. 晚期慢性阻塞性肺疾病患者的临床表现是什么?

患者会出现体重下降、食欲减退、疲乏虚弱等。

• 急性加重期

在疾病过程中,患者可能会突然疾病发作并加重,出现喘息和胸闷,即急性加重。值得注意的是,急性加重可能会危及患者生命。

• 患者的主要表现

(1)咳痰量较平时增多。

(2)痰的颜色由白色变为黄色,或痰液黏稠度增加。

(3)气短和胸闷的程度,都较平时加重。

9. 慢性阻塞性肺疾病会对全身有影响吗?

虽然慢性阻塞性肺疾病是发生于肺部的疾病,但其危害的不仅是肺,还会引起缺血性心脏病、骨质疏松、糖尿病等全身性疾病,所以慢性阻塞性肺疾病是一种全身性疾病。

10. 慢性阻塞性肺疾病会对全身各系统产生哪些影响呢?

慢性阻塞性肺疾病会对全身各系统产生以下影响。

(1)中枢神经系统:睡眠障碍、抑郁、认知障碍。

(2)循环系统:脑血管疾病。

(3)肌肉骨骼系统:骨质疏松、四肢肌力下降。

(4)内分泌系统:代谢综合征、糖尿病。

(5)循环系统:闭塞性动脉硬化症。

(6)循环系统:贫血、红细胞增多症。

(7)消化系统:胃食管反流、胃溃疡。

(8)呼吸系统:肺癌、肺炎、肺动脉高压、肺源性心脏病。

(9)循环系统:缺血性心脏病。

11. 为什么说慢性阻塞性肺疾病早期发现十分重要?

慢性阻塞性肺疾病患者有更高的心血管疾病、骨质疏松和肺癌发病风险。若能早期发现,可有助于预防和控制该病发展。

12. 慢性阻塞性肺疾病如何治疗?

及时在慢性阻塞性肺疾病进展前发现并对其进行治疗,同时积极治疗其他相关疾病是非常重要的。为了防止慢性阻塞性肺疾病的进展,戒烟很重要。同时,慢性阻塞性肺疾病患者应定期进行胸部 X 线、CT 检查等,这对肺癌的早期发现有重要意义。

13. 为什么会患慢性阻塞性肺疾病?

- 吸烟

目前的研究表明,吸烟依然是慢性阻塞性肺疾病最主要和最常见的致病因素。大多数慢性阻塞性肺疾病患者均长期吸烟,有研究报道,现吸烟者和曾经吸烟者的慢性阻塞性肺疾病患病率显著高于从未吸烟者。

- 职业暴露

长期接触工业粉尘的煤矿工人等易患慢性阻塞性肺疾病。

- 感染因素

感染因素包括病毒、细菌、支原体等病原体。

- 总结

当烟草、粉尘、病原体等因素反复刺激气道,可引发肺泡和支气管的炎症反应,或损伤气道上皮细胞、破坏肺弹力纤维等,诱发慢性支气管炎或形成肺气肿,使得气道通气不畅。长此以往,逐步可发展为慢性阻塞性肺疾病。

14. 哪些人容易得慢性阻塞性肺疾病?

有如下危险因素或诱因的人群,更容易患病。

● 可以预防的因素

(1)吸烟。

(2)生活于污染的环境。

(3)二手烟:目前已有研究发现长期吸入二手烟的人群患慢性阻塞性肺疾病的风险更高。

● 空气污染

(1)室外空气污染:空气污染可能使慢性阻塞性肺疾病恶化。当患者的症状急性加重且持续未见好转时,空气污染可增加慢性阻塞性肺疾病急性发作的风险。

(2)室内空气污染:长期室内烹饪接触生物燃料(如木材、木炭等),也是慢性阻塞性肺疾病重要的危险因素。

15. 慢性呼吸系统疾病患者为什么要进行自我管理?

大部分导致慢性呼吸系统疾病患者日常生活受影响、生活质量(QOL)下降的原因,都源于患者没有充分理解慢性呼吸系统疾病。医务工作者及患者充分理解慢性呼吸系统疾病,并在此基础上进行自我管理,才能更好地提高慢性阻塞性肺疾病患者的生活质量。

16. 为什么说慢性阻塞性肺疾病患者重要的治疗方法就是戒烟?

患慢性阻塞性肺疾病最大的原因是吸烟。即使是已经得了慢性阻塞性肺疾病,戒烟后肺功能的下降程度也可以达到与不吸烟的人基本相同的水平。所以,戒烟是慢性阻塞性肺疾病所有治疗中最重要的一部分,患者必须完全戒烟。

超过40%的60岁以上吸烟者患有慢性阻塞性肺疾病,吸烟者患慢性阻塞性肺疾病的风险显著高于不吸烟者,吸烟者患慢性阻塞性肺疾病的风险是不吸烟者的4.01倍。吸烟时间越长、吸烟量越大,患慢性阻塞性肺疾病的风险越高。我国的调查数据表明,每天吸烟支数/年数大于等于20的人群患慢性阻塞性肺疾病的风险是不吸烟人群的1.95倍。

17. 如何评估患者是否有烟草依赖?

根据法氏烟草依赖评估表和吸烟严重度指数来评估严重程度。两个量表的累计分值越高,说明吸烟者对烟草依赖程度越高,该吸烟者从强化戒烟干预,特别是戒烟药物治疗中获益的可能性最大。

法氏烟草依赖评估表

评估内容	0分	1分	2分	3分
你早晨醒来后多久吸第一支烟?	>60分钟	31~60分钟	6~30分钟	≤5分钟
你是否在许多禁烟场所很难控制吸烟?	否	是		
你认为哪一支烟最不愿意放弃?	其他时间	晨起第一支		
你每天吸多少支烟?	≤10支	11~20支	21~30支	>30支
你早晨醒来后第1个小时是否比其他时间吸烟多?	否	是		
你患病在床时仍旧吸烟吗?	否	是		

吸烟严重度指数

评估内容	0 分	1 分	2 分	3 分
你早晨醒来后多久吸第一支烟？	>60 分钟	31~60 分钟	6~30 分钟	≤5 分钟
你每天吸多少支烟？	≤10 支	11~20 支	21~30 支	>30 支

18. 吸烟及二手烟暴露的流行状况是什么？

世界卫生组织(WHO)的统计数字显示,全世界每年因吸烟死亡的人数高达700万,每6秒即有1人死于吸烟相关疾病,现在吸烟者中将会有一半因吸烟提早死亡;因二手烟暴露所造成的非吸烟者年死亡人数约为60万。如果全球吸烟流行趋势得不到有效控制,到2030年每年因吸烟死亡人数将达800万,其中80%发生在发展中国家。由于认识到吸烟的危害,近几十年来,发达国家卷烟产销量增长缓慢,世界上多个国家的吸烟流行状况逐渐得到控制。目前,我国在吸烟问题上的形势还比较严峻,吸烟人群逾3亿,成年男性吸烟率高达52.1%,每年因吸烟相关疾病所致的死亡人数超过100万。

19. 吸烟对健康的危害是什么？

烟草烟雾中所含有的数百种有害物质有些是以其原型损害人体,有些则是在体内外与其他物质发生化学反应,衍化出新的有害物质后损伤人体。吸烟与二手烟暴露有时作为主要因素致病(如已知的69种致癌物质可以直接导致癌症),有时则与其他因素复合致病或通过增加吸烟者对某些疾病的易感性致病(如吸烟增加呼吸道感染的风险即是通过降低呼吸道的抗病能力,使病原微生物易于侵入和感染而发病),有时则兼以上述多种方式致病。

由于吸烟对人体的危害主要是一个长期、慢性的过程,且常常作为多病因之一复合致病,同时与人体的易感性密切相关,因此,研究吸烟与二手烟暴露对人体危害的最科学、最有效、最主要的方法是基于人群的流行病学研究,包括横断面研究、病例对照研究、队列研究和 Meta 分析、系统评价队列及人群干预研究等。鉴于人群调查是揭示人类病因的最高等级证据来源,医学上确凿证明吸烟危害健康所采用的科学证据即主要为基于人群调查的研究数据,辅以试验研究证据。

20.吸烟与哪些疾病密切相关?

● 吸烟与恶性肿瘤

烟草烟雾中含有 69 种已知的致癌物,这些致癌物会引发身体内关键基因突变,正常生长控制机制失调,最终导致细胞癌变和恶性肿瘤的发生。有充分证据说明,吸烟可以导致肺癌、口腔和鼻咽部恶性肿瘤、喉癌、食管癌、胃癌、肝癌、胰腺癌、肾癌、膀胱癌和宫颈癌,而戒烟可以明显降低这些癌症的发病风险。此外,有证据提示,吸烟还可以导致结肠直肠癌、乳腺癌和急性白血病。

● 吸烟与呼吸系统疾病

吸烟对呼吸道免疫功能、肺部结构和肺功能均会产生影响,引起多种呼吸系统疾病。有充分证据说明,吸烟可以导致慢性阻塞性肺疾病,且吸烟量越大、吸烟年限越长、开始吸烟年龄越小,慢性阻塞性肺疾病的发病风险越高;戒烟是唯一能减缓慢性阻塞性肺疾病患者肺功能下降的干预措施,同时降低发病风险,改善疾病预后。此外,吸烟亦可以导致青少年哮喘,增加肺结核和其他呼吸道感染的发病风险。

● 吸烟与心脑血管疾病

吸烟会损伤血管内皮功能,可以导致动脉粥样硬化的发生,使动脉血管腔变窄,动脉血流受阻,引发多种心脑血管疾病。有充分证据说明,吸烟可以导致冠心病、脑卒中和外周动脉疾病,而戒烟可以显著降低这些疾病的发病和死亡风险。

● 吸烟与生殖和发育异常

烟草烟雾中含有多种可以影响人体生殖及发育功能的有害物质。

吸烟会损伤遗传物质,对内分泌系统、输卵管功能、胎盘功能、免疫功能、孕妇和胎儿心血管系统,以及胎儿组织器官发育造成不良影响。有充分证据说明,女性吸烟可以降低受孕概率,导致前置胎盘、胎盘早剥、胎儿生长受限、新生儿低出生体重及婴儿猝死综合征。此外,有证据提示,吸烟还可以导致勃起功能障碍、异位妊娠和自然流产。

● 吸烟与糖尿病

有证据提示,吸烟可以导致 2 型糖尿病,并且可以增加糖尿病患者发生大血管和微血管并发症的风险,影响疾病预后。

● 吸烟与其他健康问题

有充分证据说明,吸烟可以导致髋骨骨折、牙周炎、白内障、手术伤口愈合不良及手术后呼吸系统并发症、皮肤老化,以及医疗费用增加,幽门螺杆菌感染者吸烟可以导致消化道溃疡。此外,有证据提示,吸烟还可以导致痴呆。

21. 二手烟暴露对健康的危害有哪些?

二手烟中含有大量有害物质及致癌物,不吸烟者暴露于二手烟同样会增加多种吸烟相关疾病的发病风险。有充分的证据表明,二手烟暴露可以导致肺癌、烟味反感、鼻部刺激症状和冠心病。此外,有证据提示,二手烟暴露还可以导致乳腺癌、鼻窦癌、成人呼吸道症状、肺功能下降、支气管哮喘、慢性阻塞性肺疾病、脑卒中和动脉粥样硬化。二手烟暴露对孕妇和儿童健康造成的危害尤为严重。有充分的证据说明,孕妇暴露于二手烟可以导致婴儿猝死综合征和胎儿出生体重降低。此外,有证据提示,孕妇暴露于二手烟还可以导致早产、新生儿神经管畸形和唇腭裂。有充分的证据说明,儿童暴露于二手烟会导致呼吸道感染、支气管哮喘、肺功能下降、急性中耳炎、复发性中耳炎及慢性中耳积液等疾病。

此外,有证据提示,儿童暴露于二手烟会导致多种儿童疾病。患有哮喘的儿童暴露在二手烟的环境中,会加重哮喘患儿的病情,影响哮喘的治疗效果,而母亲戒烟可以降低儿童发生呼吸道疾病的风险。

22. 戒烟的益处是什么?

吸烟会对人体健康造成严重危害,控烟是疾病预防最佳策略,戒烟是已被证实减轻吸烟危害的唯一方法。吸烟者戒烟后可获得巨大的健康益处,包括延长寿命、降低吸烟相关疾病的发病及死亡风险、改善多种吸烟相关疾病的预后等,如美国因减少吸烟与早诊早治,已导致过去20年癌症尤其是肺癌的死亡率显著下降。吸烟者减少吸烟量并不能降低其发病和死亡风险。任何年龄戒烟均可受益。

早戒烟比晚戒烟好,戒烟比不戒烟好。与持续吸烟者相比,戒烟者的生存时间更长。

23. 戒烟及烟草依赖应该如何治疗?

在充分认识到吸烟对健康的危害及戒烟的健康获益后,许多吸烟者都会产生戒烟的意愿。对于没有成瘾或烟草依赖程度较低的吸烟者,可以凭毅力戒烟,但经常需要给予强烈的戒烟建议,激发其戒烟动机;对于烟草依赖程度较高者,往往需要给予更强的戒烟干预才能最终成功戒烟。

研究证明可有效提高长期戒烟率的方法包括:戒烟劝诫、戒烟咨询、戒烟热线(全国专业戒烟热线 400 888 5531)及戒烟药物治疗。目前采用的一线戒烟药物包括尼古丁替代制剂、安非他酮和伐尼克兰。戒烟门诊是对烟草依赖者进行强化治疗的有效方式。医务工作者应将戒烟干预整合到日常临床工作中,使每位吸烟者都能够在就诊时获得有效的戒烟帮助。

24.慢性阻塞性肺疾病患者发生哪些情况,应立即拨打急救电话?

慢性阻塞性肺疾病患者发生以下情况,应立即拨打急救电话:

(1)窒息。

(2)发生中重度呼吸困难,即患者无法表述完整句子,或在活动中难以呼吸。

(3)发生剧烈胸痛,或胸痛急剧加重。

(4)咯出大量鲜红色血。

25.慢性阻塞性肺疾病患者发生哪些情况,应立刻前往急诊就诊?

慢性阻塞性肺疾病患者发生以下情况,应立即前往急诊就诊:

(1)急剧加重的气短或喘息。

(2)新发胸痛。

(3)更加剧烈、频繁地咳嗽,特别是痰量增多或痰颜色改变时。

（4）腿部或腹部肿胀加重。

（5）高热（体温高于38.3℃）。

（6）出现流感样症状。

26. 慢性阻塞性肺疾病患者发生哪些情况,应及时就医?

慢性阻塞性肺疾病患者发生以下情况,应及时就医。

（1）药效不如以前。

（2）症状逐渐加重,且近期未就医。

（3）出现感冒且合并以下情况:

1）发热超过2天。

2）气短或气促明显加重。

3）咳嗽加重。

4）患有与慢性阻塞性肺疾病症状类似的疾病,很难确诊。

27. 医生如何诊断慢性阻塞性肺疾病?

当医生怀疑是慢性阻塞性肺疾病时,会根据患者症状、是否接触危险因素进行初步判断,随后对患者进行适当的体格检查,最后通过肺功能检查、肺部 X 线检查、CT 扫描或动脉血气分析等检查来确诊。

28. 确诊慢性阻塞性肺疾病需要做哪些检查,检查目的是什么?

病史采集及体格检查

其目的是帮助医生了解关于患者健康状况的重要信息。

肺功能检查

其目的是检测呼吸气道的通畅程度、肺容量的大小等,可用来评估气流进出肺脏组织受限制的程度,还可评估疾病严重程度和治疗效果。例如 1 秒用力肺活量(FEV1)检查,可检测患者的肺容量及空气进出的速度;肺功能检查是所有检查中最重要的。

影像学检查

• 胸部 X 线检查

其目的是查看肺部有无阴影、肺部纹理是否增粗或紊乱等情况,还可用于与其他肺部疾病的鉴别诊断,比如肺癌等。

• CT 扫描

其目的是提供肺部的确切成像,查看患者肺部气道病变的表现情况,也可用来排除其他类似症状的呼吸系统疾病。

• 动脉血气分析

其目的是检测血液中的氧气、二氧化碳及酸碱度水平,对于判断患者是否需要氧疗,以及判断呼吸衰竭的类型有重要作用。

• 血氧饱和度测定

其目的是检测血液中的氧饱和度,帮助医生判断是否需要氧疗,但参考价值低于动脉血气分析。

• 心电图或超声心动图

其目的是评估患者心脏情况,可发现能导致气短的特定心脏问题。

29. 患者减缓慢性阻塞性肺疾病病情进展的最佳手段是什么?

减缓慢性阻塞性肺疾病进展的最佳方法是戒烟,这是患者所能采取的最重要措施。戒烟永远不会太晚。不管患者吸烟多长时间,或者慢性阻塞性肺疾病有多严重,戒烟都有助于延缓肺部的损害。如果患者在确诊为慢性阻塞性肺疾病后仍然继续吸烟,那么病情将会加速恶化,症状会更加严重,发生其他严重疾病的风险也更高。

30.治疗慢性阻塞性肺疾病的常用支气管扩张剂包括哪些?

支气管扩张剂可用于扩张或松弛气道,有助于缓解气短症状。

常用药物:抗胆碱能药物(如异丙托溴铵-短效,塞托溴铵-长效)、β2-受体激动剂(如沙丁胺醇-短效,沙美特罗、福莫特罗-长效)、茶碱类药(如茶碱缓释片)。

31.治疗慢性阻塞性肺疾病的常用糖皮质激素包括哪些?

对高风险患者,长期吸入糖皮质激素与长效β2-受体激动剂的联合制剂可能增加患者运动耐量(指身体能达到、承受的最大运动)、减少急性加重发生的频率、提高患者生活质量。

常用药物:沙美特罗加氟替卡松、福莫特罗加布地奈德。

32.治疗慢性阻塞性肺疾病的常用祛痰药包括哪些?

祛痰药有助于促进痰液排出,主要用于痰不易咳出的患者。
常用药物:盐酸氨溴索、羧甲司坦。

33.治疗慢性阻塞性肺疾病的常用 PDE4 抑制剂包括哪些?

PDE4 抑制剂有助于预防慢性阻塞性肺疾病急性发作。
常用药物:罗氟司特。

34.慢性阻塞性肺疾病的非药物治疗手段包括哪些?

手术治疗

该病一般无须手术治疗。如若必要,手术治疗仅适用于极少数有特殊指征的患者,部分病例能取得一定疗效,能使患者肺功能有所改善,呼吸困难症状有所减轻。

肺减容手术:目的是切除过度膨胀且无功能的肺组织,使肺部弹性回缩力得到恢复,同时使邻近正常肺组织扩张,从而改善肺部通气,减轻呼吸困难症状。

肺移植术:目的是改善症状、提高患者生活质量和延长生存时间。

教育和管理

其中最重要的是劝导吸烟的患者戒烟,这是减慢肺功能损害最有效的措施,但也是最难落实的措施。

长期家庭氧疗(LTOT)

其是通过面罩或适合鼻子大小的导管来使患者获得额外的氧气,目的是提高患者生活质量和生存率,并且对患者的运动能力、精神状态等均会产生有益的影响。该治疗主要居家进行。

• 家庭无创通气

其目的是帮助患者呼吸,增加吸入和呼出的气体量。改善患者缺氧状况,增加二氧化碳呼出。其适用于伴有阻塞性睡眠障碍的患者;也非常适合慢性阻塞性肺疾病比较严重的患者,这类患者的肺功能分级为重度或极重度,有严重的二氧化碳潴留,也就是说患者身体里的二氧化碳含量明显多于正常人。家庭无创正压通气可以改善患者的症状、降低住院需求和病死率。在使用时,需要合理设置参数,这对治疗效果有很大的影响。具体参数设置可以咨询呼吸内科医生,确定好参数后,该治疗也可以居家进行。

康复治疗

康复治疗包括呼吸生理治疗、肌肉训练、营养支持、精神治疗等,目的是改善患者活动能力,提高患者生活质量。

35.慢性阻塞性肺疾病患者用手控气雾剂吸入药物,应如何使用?

• 压力型定量手控气雾剂(PMDI)

先将吸雾器充分摇晃后取下盖子,垂直握住吸入器,轻轻呼气,打开喉咙;在张嘴吸气的同时按下吸入器顶部的按钮,并继续缓慢吸气;拿开吸入器后憋气,再缓慢呼气。

• 吸入要点

初次使用吸入器的时候或者长时间未使用的吸入器在使用前应先试用。由于不同的吸入器吸入次数不同,因此要参考说明书确认。吸入时有可能出现因为药物中的一些成分刺激,引发咳嗽、呛咳的情况。此外,吸入速度过快也可能引起呛咳。如果这些症状不能缓解,请与主治医生确认是否需要更换其他类型的吸入剂(如干粉吸入剂等)。

36.慢性阻塞性肺疾病患者用干粉吸入剂吸入药物,应如何使用?

• 干粉吸入剂(DPI,都保)

先拧开并取下瓶盖,拿直都保,握住底部旋转的部分,逆时针方向转到底。接下来再顺时针旋转到底,当听到"咔哒"声后即可;拿开都保使之远离嘴,先呼气,但是一定要避免向吸嘴呼气;将吸嘴放入口中,深深地、平稳地吸入药物;最后将吸嘴从口中拿出,缓慢呼气。

• 注意

吸嘴放入口中后,避免呼吸动作;因为粒子直径很小,易于到达肺部,所以吸入后不需要屏住呼吸。

● 干粉吸入剂(DPI,能倍乐)

在瓶帽关闭的状态下按住安全扣并拔下透明底座,将药罐插入吸入器。将药罐窄段开口对准吸入器后完全推入吸入器,直到听到"咔哒"声,再装上透明底座。盖紧盖子后,拿直吸入器,将透明底座沿顺时针方向旋转180°,直至听到"咔哒"声为止。呼气后,将吸嘴放入口中,但要避免盖住通气孔,一边缓慢地、平稳地深吸气,一边按住喷雾按钮。将吸嘴从口中取出后,屏住呼吸,再缓慢呼气。1 次给药需要吸入 2 次,所以应重复如上动作。

37. 慢性阻塞性肺疾病患者用干粉吸入胶囊,应如何使用?

● 干粉吸入胶囊

先握住吸入器下部将瓶帽取下,打开吸入器,将胶囊从铝箔片中取出,放置于吸入器中央的凹槽内。盖上吸入器会听到"咔哒"声;吸入器口朝上,将两边的按钮同时压到底后再放开,目的是刺破胶囊。先呼气(勿朝吸嘴呼气),然后将吸嘴放入口中,快速用力吸气,此时会听到胶囊滚动的"呼呼"声。吸气结束,将吸嘴从口中取出后,屏住呼吸,再缓慢呼气。最后打开吸入器,若胶囊内仍有药物残留,则重复步骤,吸入后将空胶囊取出并丢弃。

38. 慢性阻塞性肺疾病的管理目标是什么?

慢性阻塞性肺疾病的管理目标是改善患者症状,提高患者生活质量,阻止疾病进展,维持或提高运动能力和体能,预防全身并发症和肺合并症,预防急性加重,延长患者寿命。

39.呼吸康复在慢性阻塞性肺疾病中的作用?

随着慢性阻塞性肺疾病的进展,患者会出现呼吸困难,导致运动能力和生活质量下降。为了改善这一状态,可通过药物治疗、运动疗法、营养疗法和日常生活管理等各种手段,提高肺部的通气功能,提高呼吸效率,使患者能最大限度地发挥残存肺功能,实现维持和提高患者生活质量的目的。这种综合性治疗称为"呼吸康复"。

40.慢性阻塞性肺疾病的发展结果怎么样?

● 如果没有及时接受治疗

如果患者确诊的时间较晚,则可能已经丧失了大部分的肺功能。如果患者的慢性阻塞性肺疾病已持续多年,即使在休息的时候也会感觉气短,简单的活动也可能导致非常严重的气短症状,严重影响生活质量,也会影响寿命。

● 如果及时接受正规治疗

如果在出现严重肺部损伤之前,患者已得到早期诊断和治疗,那么即使在运动中,也可能仅有非常轻微的症状。

41.慢性阻塞性肺疾病患者如何观察病情与复查?

● 观察病情

如果患者出现反复咳嗽、咳痰、呼吸困难且近期以上症状加重,则需要及时就医。

● 复查

对于慢性阻塞性肺疾病患者,一般需要定期复查,GOLD 指南建议 1

年至少复查1次,主要包括肺功能检查、胸部 X 线检查、血气分析检查等。

42. 慢性阻塞性肺疾病患者如何安排饮食?

通过健康饮食维持体力。如果患者的体重减轻,应向医生或营养师咨询如何更好地获得所需热量,根据建议科学安排饮食。

43. 慢性阻塞性肺疾病患者需要做心理疏导吗?

一般不需要做心理疏导,但患者若产生焦虑、抑郁的心理,则应及时进行有效的心理疏导,帮助患者树立治疗疾病的信心。

44. 患慢性阻塞性肺疾病后是否影响性生活,是否影响生育?

慢性阻塞性肺疾病一般不影响患者的性生活及生育。

45. 慢性阻塞性肺疾病患者如何运动?

应鼓励慢性阻塞性肺疾病患者进行适当的呼吸功能锻炼和耐力锻炼,可进行吹气球、登楼梯、打太极拳、慢跑、散步等锻炼,1 周可控制在 3～5次,每次时间控制在 15～30 分钟,不可进行剧烈活动。

46. 慢性阻塞性肺疾病患者还有哪些注意事项?

慢性阻塞性肺疾病患者还应注意下列事项。

(1)远离二手烟和三手烟;可在家中使用空气净化器。

(2)保持良好的营养和适当的体重:营养不良会使呼吸肌无力,导致气短加重;体重超重会加重心肺负担,也会导致气短。

(3)适当的体育锻炼,增强自身体质,提高身体免疫力。

47. 如何预防慢性阻塞性肺疾病急性加重呢?

漱口、接种疫苗、运动等对提前预防慢性阻塞性肺疾病急性加重是非常重要的。从平时开始预防急性加重,因为一旦出现急性加重会有各种不好的影响,所以预防很重要。

(1)预防引起急性加重的感冒、流感非常重要,应从平时开始,切实做好漱口、洗手等预防感染的对策。

(2)每年接种流感疫苗。流感疫苗可以减少急性加重的频率,减少因流感、肺炎等入院或死亡的恶性事件的发生。

(3)接种肺炎球菌疫苗。肺炎球菌是引起慢性阻塞性肺疾病急性加重或肺炎的一种病原体,接种肺炎球菌疫苗可以预防因该细菌导致的肺炎。疫苗的效果可维持 5 年,5 年后可以再次接种疫苗。

(4)利用吸入药。治疗慢性阻塞性肺疾病时定期使用吸入药具有预防急性加重的效果。如果医生有开具这种药物,遵医嘱坚持使用很重要。

(5)进行运动疗法。持续运动提高身体活动能力,可以预防急性加重。

48. 为什么慢性阻塞性肺疾病患者痰会增多?

吸烟、反复感染会损伤气道黏膜表面的纤毛。一旦纤毛运动受损,排痰的能力就会下降,使痰液不易排出体外。

三、间质性肺疾病

1.什么是间质性肺疾病?

间质性肺疾病是一类疾病,是一组主要累及肺间质和肺泡腔,导致肺泡－毛细血管功能单位丧失的弥漫性肺疾病。

2.间质性肺疾病如何分类?

根据病因、临床和病理特点,间质性肺疾病可分为以下几类:

(1)已知原因的间质性肺疾病:职业或家居环境因素相关(过敏性肺炎、石棉沉着病、硅沉着病等)、药物或治疗相关(药物如胺碘酮等、放射性治疗、高浓度氧疗)、结缔组织疾病或血管炎相关(系统性硬皮病、类风湿关节炎、干燥综合征等)。

(2)特发性间质性肺炎:特发性肺纤维化、脱屑性间质性肺炎、隐源性机化性肺炎等。

(3)肉芽肿性间质性肺疾病:结节病。

(4)罕见间质性肺疾病:肺淋巴管平滑肌瘤病、肺泡蛋白沉积症、特发性肺含铁血黄素沉着病等。

(5)不同的分类对于患者来说,意味着疾病的治疗方法、严重程度以及治疗后的恢复情况也不相同。

3.间质性肺疾病能治愈吗?

目前这一类疾病尚无法彻底治愈。经过及时治疗,这类疾病均可以缓解症状,延缓疾病的发展。

4. 肺纤维化会复发吗?

无法一概而论。职业或家居环境因素相关、药物或治疗相关的间质性肺疾病再次处于致病环境或再次接触变应原可致复发。

5. 间质性肺疾病的常见症状有哪些?

不同间质性肺疾病的临床表现不完全一样,多数隐匿起病。其典型症状为咳嗽、呼吸费力、呼吸困难。

●咳嗽

其多为持续性干咳,少有咯血、胸痛和喘鸣。

●呼吸费力、呼吸困难

其是最常见的症状,疾病早期仅在活动时出现,随着疾病进展呈进行性加重。患者会感觉空气不足、呼吸费力、需要用力呼吸。呼吸时可能需要张嘴抬肩,或者坐着呼吸感觉稍微舒服一些。

6. 间质性肺疾病会引起哪些并发症?

间质性肺疾病会引起呼吸衰竭、肺源性心脏病等并发症。

7. 哪些人容易患间质性肺疾病?

有以下危险因素或诱因的人群,更容易患病。

●疾病因素

如过敏性肺炎、石棉沉着病、硅沉着病、结缔组织疾病、血管炎相关的疾病、类风湿关节炎等,可能引发这类疾病。

- 药物因素

部分药物可能引发这类疾病,如胺碘酮等。

- 医源性因素

部分接受放射治疗的患者,可能引发疾病。

- 环境因素

长期处于粉尘环境,或大量吸入粉尘等人群,更容易患病。

- 不良生活习惯因素

长期吸烟的人群,更容易患这类疾病。

- 性别、年龄因素

老年人由于身体免疫力下降,更容易患病。男性患者多于女性。

8. 间质性肺疾病患者需要做哪些检查?

实验室检查

- 血常规

其目的是判断患者是否存在感染、贫血,以及严重程度。

- 生化检查

生化检查包括:肝功能、肾功能、血脂、血糖、电解质、心肌酶、肌钙蛋白 I 等。其目的是判断患者有无肝肾功能损害及心脏损害。

影像学检查

- 胸部 X 线片

其目的是观察肺部是否有异常变化。肺部早期异常征象为有磨玻璃样阴影、肺纹理增多,没有特异性变化。病变进一步发展,可出现广泛网格影、网状结节影、结节状影等,晚期呈蜂窝肺样改变,病变常累及两侧肺野。

● 肺功能检查

其目的是了解是否有肺部通气功能障碍。该病常有限制性通气功能障碍和弥散功能障碍,偶有肺功能正常者,肺容积增加提示在阻塞的细支气管内有气体陷闭,静息或活动时可存在轻度低氧血症。

● 组织病理学检查:目的是了解肺部的病变情况是否严重。诊断价值比较高。

9. 间质性肺疾病有哪些治疗方法?

药物治疗

● 糖皮质激素

目的:抑制炎症发展,调节人体免疫功能。在间质性肺疾病的临床治疗过程中应用糖皮质激素,能够有效改善患者临床症状,提高临床治疗效果。

常用药物:泼尼松等。

● 免疫抑制剂

目的:缓解患者症状,与激素联用可提高患者生存质量。

常用药物:硫唑嘌呤等。

● 止咳药

目的:提高患者生存质量,缓解缺氧症状。

常用药物:可待因等。

手术治疗

● 肺移植

目的是挽救患者生命,对于病情较重的患者,肺移植是目前比较有效的治疗方案。

其他治疗

• 氧疗

常采用持续低流量、低浓度给氧,目的是提高患者生活质量和生存率,既能改善患者组织缺氧,又能改善呼吸困难和增加肺容量,从而使病情得到充分缓解。

10. 间质性肺疾病的发展结果如何?

• 如果没有及时接受治疗

随着病情进展,患者的症状会加重,甚至可能发生呼吸衰竭等严重并发症,导致患者呼吸困难,危及患者生命安全。

• 如果及时接受正规治疗

虽然疾病无法彻底治愈,但是可延缓疾病的进展速度,缓解患者症状,可以使患者维持良好的生活质量。

11. 间质性肺疾病患者如何观察病情与复查?

• 观察病情

这类疾病有复发的可能性,如出现呼吸困难、咳嗽等症状时,提示疾病可能复发或加重,须及时就医。

• 复查

治疗期间和治疗后,需定期至医院复查。由于每位患者的疾病情况不同,所以复查规律及检查项目应遵从医生建议。

12. 间质性肺疾病患者如何安排饮食?

间质性肺疾病患者应合理饮食,少食油腻食物,限制饮酒和食盐的摄入。以高蛋白、低脂肪、低糖饮食为主,结合患者口味、偏好、进食情况,选择营养丰富、富含维生素、容易吸收的食物,包括新鲜的蔬菜、水果、瘦肉、鱼、虾、豆制品、奶制品等。

13.间质性肺疾病患者如何运动?

在疾病治疗及恢复阶段,患者应尽量休息,避免剧烈活动,以免加重症状。

疾病缓解后,患者可以正常生活和运动,这样有利于减轻压力和提高身体抵抗能力,避免过度劳累。运动过程中,需要做好防护,避免磕碰等外伤。

14.间质性肺疾病患者还应注意哪些事项?

间质性肺疾病患者外出应做好呼吸道防护措施(如佩戴口罩),戒烟、戒酒。

15.间质性肺疾病患者如何预防疾病急性加重?

有一些危险因素可以通过改变自己的行为或生活方式,以避免患病或加重病情。

积极治疗原发疾病

如过敏性肺炎、石棉沉着病、硅沉着病、结缔组织疾病、血管炎相关的疾病、类风湿关节炎等,定期复查。

● 避免医源性因素及药物不良反应

到正规医疗机构进行疾病的诊断和治疗,严格遵医嘱服药,治疗后定期复查,由医生根据患者的实际情况调整药物及药量,如有异常,需要及时与医生沟通。

- 避免环境因素

外出戴好口罩等防护装备,避免接触变应原,远离粉尘污染环境。

- 养成良好的生活习惯

患者应注意清淡饮食,均衡营养,尤其注意饮食卫生,不食用来源不明的食物。每天定时排便,戒烟、戒酒,适量进行身体锻炼,保证营养充足,提高身体抵抗力,定期体检,降低患病风险。

另外一些因素虽然很难改变,但注意如下事项,也有助于预防或避免疾病加重。

定期体检

建议定期进行体检,如每年 1 次,尤其是老年人及男性群体,如有异常,需要及时与医生沟通。

16. 间质性肺疾病患者能从呼吸康复中获益吗?

间质性肺疾病患者可以从呼吸康复中获益,患者的呼吸困难减轻,生命质量也会提高。

17. 间质性肺疾病患者的呼吸康复治疗与慢性阻塞性肺疾病患者有何不同?

一方面可能出现严重的劳力性呼吸困难及疲劳感,间质性肺疾病患者也易出现心理功能障碍,临床上其抑郁的发生率约为 25%。

18. 肺间质纤维化患者康复治疗的原则和策略包括哪些?

肺间质纤维化的发病机制包括肺泡通气的减少、炎症的进一步发展和临床症状的增加、潜在的气道堵塞、呼吸做功的增加,而病情严重者,其心血管负荷也会增加。这些患者在运动时容易出现去饱和作用,因此需要严密监控。

适当的运动可以促进通气分布均匀,以及改善通气/灌注比。在患者治疗与患者严重症状的管理上,姿势的变化可以减少呼吸做功,增加肺泡通气,增加通气/灌注比的平衡,并产生有效的咳嗽。

四、支气管扩张症

1.什么是支气管扩张症?

支气管扩张症是由于感染、免疫反应等原因导致的支气管壁结构破坏,出现支气管不可逆地扩张、变形的慢性炎症性疾病。

2.支气管扩张症如何分类?

该病根据发病机制,可以分为:先天性支气管扩张症、继发性支气管扩张症。其中先天性支气管扩张症较少见。

不同类型患者的治疗方式及治疗效果不同。

3.支气管扩张症能治愈吗? 会复发吗?

支气管扩张症不能治愈,但可以通过治疗控制症状。

该病不能治愈,因此无复发说法。

4.支气管扩张症很常见吗?

支气管扩张症较常见,我国尚无权威统计资料。美国成年人发病率约为 52/10 万,英国 60 岁以上成人发病率为(300~500)/10 万。发病率与年龄相关,年龄越大,发病率越高。

5.支气管扩张症的常见症状有哪些?

咳嗽、咳脓痰、反复咯血、反复感染是支气管扩张症的常见症状。

6.严重的支气管扩张症患者有哪些表现?

病情严重、长期迁延不愈的患者可能出现喘息、呼吸困难、消瘦等表现;合并其他感染时可能出现发热、盗汗等。可能有以下临床表现。

• 咳嗽、咳脓痰

咳嗽是支气管扩张症最常见的症状,常伴有脓痰,当合并其他感染时,咳嗽及痰液明显增多,可呈现黄绿色,部分严重的患者每天咳痰量可达数百毫升。

• 反复咯血

该病患者可出现痰中带血,严重时大咯血等不同的咯血量,部分患者可能以咯血为唯一临床表现,医学上称为"干性支气管扩张"。

• 反复感染

其主要由于支气管结构异常,导致同一部位反复发生感染,而且治疗效果差。

• 喘息、呼吸困难和发绀

支气管扩张较严重或长期迁延不愈的患者,可能出现喘息,感觉呼吸很费力,因为缺氧而出现口唇、指甲等部位青紫。

• 消瘦和贫血

其主要是由反复发作导致,出现消瘦及口唇发白、头晕等贫血表现。

7. 支气管扩张症会引起哪些并发症?

支气管扩张症会引起慢性呼吸衰竭、肺动脉高压、肺源性心脏病、心力衰竭等。

8. 为什么会患支气管扩张症?

支气管扩张症病因不明确。先天性支气管扩张症可能是由支气管先天结构异常所致,如支气管先天发育不全、淋巴管性发育异常等;继发性支气管扩张症可能是由呼吸道感染、支气管阻塞等所致。

9. 哪些人容易患支气管扩张症?

• 先天性结构异常

支气管结构发育不全时,管壁薄弱,易出现支气管扩张,如支气管软骨发育不全、马方综合征(一种遗传性结缔组织病,可出现多个系统的表现)等。

• 下呼吸道感染

其是儿童及成年人支气管扩张症最常见的病因。特别是儿童下呼吸发育不完善,更容易出现支气管扩张症。肺及支气管结核感染是我国常见的病因。

• 支气管阻塞

吸入异物、气道内的黏液栓塞、气道腔内外的肿瘤或肿大淋巴结挤压气道均会导致支气管阻塞。阻塞本身虽不直接导致支气管扩张,但会引起支气管壁防御功能降低,容易诱发或加重感染,同时还会增加受影响气道周围肺泡内的压力,进一步促进了支气管阻塞的发生。

● 免疫功能异常

大多数支气管扩张症患者,儿童期已经存在免疫功能的异常,成年后发病。最常见的为普通变异性免疫缺陷病。由于免疫功能异常,导致反复感染,引起支气管扩张症。

● 气道纤毛功能异常

气道黏膜纤毛上皮清除功能是肺部抗感染的重要机制。当患有原发性纤毛不动综合征、杨氏综合征等疾病时,纤毛功能异常,易导致反复感染。

● 炎症性肠病

如溃疡性结肠炎、克罗恩病等患者更易患有支气管扩张症。

● 肺结核患者及其他肺部感染性疾病患者接触史

10. 支气管扩张症患者出现哪些情况需要及时就医?

支气管扩张症患者出现以下情况要及时就医。

(1)大咯血:咯出大量鲜红色血液。

(2)严重的呼吸困难:感觉到即使用力呼吸仍然喘不过气。

(3)长期咳嗽、咳脓痰。

(4)反复咯血。

(5)反复感冒、发烧等。

(6)不明原因消瘦。

(7)口唇发白等贫血表现。

11. 医生如何诊断支气管扩张症?

医生怀疑是支气管扩张症时,一般通过体格检查、微生物学检查、血液学检查、影像学检查、纤维支气管镜检查、肺功能等检查确诊。

12. 需要做哪些检查来诊断支气管扩张症?

- 体格检查

体格检查主要是胸部的听诊、叩诊及触诊。目的是初步判断患者肺部情况、有没有发生感染、感染部位等。患者应配合医生,摆好体位。

- 微生物学检查

所有患者都应该咳出深部痰并进行培养,目的是判断感染病原体的类型,指导后续治疗。咳深部痰时,患者应漱口 3 次,用力咳出深部痰液,否则该检查无效。

- 血液学检查

血液学检查包括血常规、C 反应蛋白、血沉等,主要作用是判断患者目前感染的严重情况,便于指导后续治疗。

- 影像学检查

其主要包括胸部 X 线检查和胸部高分辨 CT,其中胸部高分辨 CT 是目前诊断支气管扩张症的“金标准”(也就是目前诊断本病最准确的方法)。目的是明确支气管扩张症诊断及判断病变范围。

- 纤维支气管镜检查

其主要作用是可以直接发现部分支气管扩张症异常支气管管腔表现,也可以确定是否存在异物吸入或气道内肿瘤、取深部痰液进行培养等。

- 肺功能检查

其主要目的是判断支气管扩张症对患者呼吸功能的影响情况。

13. 支气管扩张症有哪些药物治疗方法?

• 抗菌药物

目的:抗感染治疗,杀死或抑制病原菌。其主要用于出现咳嗽或痰液增加、呼吸困难加重、出现发热等情况的患者。

常用药物:氨苄西林/舒巴坦、阿莫西林克拉维酸钾、莫西沙星等。

• 支气管扩张剂

目的:可以缓解气喘症状,改善肺功能。

常用药物:福莫特罗、异丙托溴铵。

• 化痰药

目的:能稀释或溶解痰液,有助于痰液排出。

常用药物:溴己新、氨溴索。

14. 支气管扩张症有哪些非药物治疗方法?

手术治疗

• 肺叶切除术

其目的是切除反复发生感染、咯血的肺。目前使用较少,仅适用于药物治疗无法控制症状、大咯血且其他治疗无效、病变局限的患者。

物理治疗

• 体位引流

根据人体各肺段支气管开口的朝向,让患者身体处于不同的姿势,保持各段支气管的开口向下,目的是有利于排出痰液。

• 震动拍击

五指并拢后手指弯曲呈碗状,叩击胸壁或使用机械振动器,目的是便于排出痰液。

• 雾化吸入

气道雾化吸入清水或盐水等,目的是便于痰液排出。

其他治疗

• 支气管动脉栓塞术

其目的是通过介入技术,向出血的血管内注入栓塞材料,使血管停止出血。

• 气管镜下止血术

其目的是通过气管镜确定出血部位,并使用药物或海绵等局部治疗,使血管停止出血。

15. 什么是俯卧位通气?

俯卧位通气是一种简单、经济、有效的呼吸治疗方式。肺部感染后导致通气不畅,仰卧位时,背侧的肺泡通气不良,甚至完全未通气,导致通气减弱、血流比例失调,就会出现呼吸不顺畅。取俯卧位时,背侧能促进塌陷的肺组织复张、有效降低胸腔内压力梯度、在重力作用下促进分泌物引流和促进肺内液体移动,改善气体交换,改善氧合状况。

16. 俯卧位通气的四种姿势是什么?

俯卧位通气的四种姿势包括:膝胸卧位、坐位、自由式卧位、标准式俯卧位,可以交替做。

17.哪些人需要俯卧位通气？

痰多不易咳出的患者,顽固性的低氧血症患者,在未吸氧时一旦出现血氧饱和度 <94% 和呼吸频率 >22 次/分,可考虑实施俯卧位治疗。

18.支气管扩张症患者如何观察病情与复查？

● 观察病情

观察患者咳嗽、咳痰情况,若发现原有症状加重或痰液变多、变黄绿色、发热等情况,应及时就诊。

● 复查

患者应每 3 个月或遵医嘱到医院复查 1 次,主要复查血常规、胸部 CT 等。

19.支气管扩张症患者如何安排饮食？

若为手术患者,一般术后 1 天,可以视情况给患者吃流食,如米汤、豆浆、藕粉、果汁等。术后第 2 天起,可以给患者吃半流食,如牛奶泡面包、粥、豆腐羹、枣泥、米糊等。术后 3 天起,大多可以正常饮食,多吃高蛋白类食物,如瘦肉、鸡蛋、豆制品等。

若为非手术患者,多吃高蛋白类食物,如瘦肉、鸡蛋、豆制品等,该病患者由于反复感染及咯血,容易并发营养不良,应特别注意饮食营养补充。

20.支气管扩张症患者如何运动？

若为手术患者,术后 2 天或者按照医生的要求,可以在床旁适当进行活动,如扶床缓慢散步,之后可以根据自身的恢复状况逐渐加大活动量。

若为非手术患者,应根据自身情况选择合适的运动方式,避免剧烈运动。

21. 支气管扩张症患者还应注意哪些事项?

● 术后护理注意事项

术后需要注意手术部位的清洁与消毒,不要沾水,不要洗澡,可以使用湿毛巾避开手术部位擦澡。术后如果放置了引流管,患者活动时要注意避免将引流管拉出。注意引流管与伤口接触部位的洁净,防止感染。同时,需要注意引流袋的放置,引流袋位置不可高于切口平面,防止引流液体倒流。要防止导管受压、扭曲、折叠。在咨询过医生之后,可以定时挤压引流管,防止引流物阻塞引流管。需要咨询医生正常的引流液的状态和量,若出现异常,则要及时告知医生。

● 戒烟

戒烟以防止进一步加重呼吸功能的损伤。

22. 支气管扩张症如何预防?

可以通过改变自己的行为或生活方式,避免患病或复发。

● 个人防护

接触结核病及其他肺部感染性疾病患者时,佩戴口罩;接触患者及患者分泌物后应及时洗手。

● 接种疫苗

儿童接种麻疹和百日咳疫苗。在流感高发季节接种流感疫苗可以预防流感,接种肺炎疫苗可以预防某些类型肺炎的发生。

● *治疗原发疾病*

患有免疫功能缺陷疾病、炎症性肠病时,应及时就诊,接受正规治疗,也有助于避免复发或预防疾病。

第三部分

疾病相关的康复策略

一、慢性阻塞性肺疾病

1.慢性支气管炎的康复治疗原则包括哪些?

慢性支气管炎的康复治疗原则包括:

(1)最大限度地提高患者的生活质量和整体健康,通过提高生理储备容量直至患者满意。

(2)评估与生活方式相关的健康危险因素。

(3)处理影响出现症状和体征的多个系统疾病。

(4)宣教内容包括慢性阻塞性肺疾病、自我管理、吸烟的影响、营养、体重控制、减少吸烟及戒烟、压力调节和其他的生活方式因素;药物治疗,感染控制和长期康复计划的作用。

(5)促进黏膜纤毛的运输。

(6)促进分泌物的清除。

(7)提高肺活量、肺容量和肺流量优化通气/灌注比,以及气体交换。

(8)减少呼吸的阻力。

(9)减少心脏的负荷。

(10)提高有氧运动耐量和氧气运输的效率,提高身体耐力和运动耐量。

(11)提高整体肌肉力量和由此产生的外周循环对氧的利用。

(12)为患者设计全面的终身健康和康复计划。

2.慢性阻塞性肺疾病患者康复过程中需要监测的生命体征包括哪些?

监测患者有无呼吸困难、呼吸窘迫、征兆性呼吸模式(深度和频率),

监测动脉血氧饱和度,有无发绀(饱和度降低延迟的迹象);以及心率、血压和心率血压乘积等。患者有心脏功能障碍或低动脉氧饱和度时,需要心电图监测,尤其是在其运动期间。如果需要吸氧,吸入氧气的流量(FiO_2)也要记录。患者呼吸困难的评估是使用修改后的 Borg 指数量表。在进行物理治疗之前用药物治疗来最大限度地提高治疗作用(如支气管扩张药)。

3.慢性阻塞性肺疾病患者的管理过程中,患者教育如何开展?

慢性阻塞性肺疾病患者长期治疗的重点是教育。

教育包括预防性健康行为的干预(例如,减少吸烟及戒烟、预防感冒和流感、流感疫苗、有氧运动、力量性训练、营养控制体重、水合作用、运动的节奏、能量的保持、放松压力调节)。

慢性支气管炎和肺气肿经常与睡眠障碍有关:阻塞性睡眠呼吸暂停随着疾病严重程度逐渐增加。因此,必须对活动和睡眠模式进行评估,以确保最大限度地恢复睡眠,同时不引起患者的症状。需要执行完整的白天运动处方。运动处方需要患者的自主感觉疲劳程度最小,精力最充沛,且方便易行。

有氧运动是慢性阻塞性肺疾病患者长期治疗的一种行之有效的方法,可以全面提高氧气运输的效率,包括动员和清除分泌物。其目标是提高引起呼吸困难的运动阈值强度,感知自我疲劳和氧饱和度降低。

4.慢性阻塞性肺疾病的康复治疗原则包括哪些?

慢性阻塞性肺疾病的康复治疗原则包括:

(1)最大限度地提高患者的生活质量和整体健康,通过提高生理储备容量使患者达到满意。

（2）宣教内容包括肺气肿、自我管理、减少吸烟及戒烟药物治疗、营养、体重控制、压力调节、感染控制和长期康复计划的作用。

（3）优化肺泡通气。

（4）优化肺活量、肺容量和肺流速优化通气/灌注比，以及气体交换。

（5）减少呼吸的阻力。

（6）减少心脏的负荷。

（7）提高有氧运动耐量和氧气运输的效率，提高身体耐力和运动能力。

（8）提高整体肌肉力量和由此产生的外周循环对氧的利用，提高呼吸肌的力量和耐力，以及整个呼吸肌的效率，保证足够的睡眠和休息。

（9）为患者设计全面的终身健康和康复计划。

5. 慢性阻塞性肺疾病患者睡眠障碍如何处理?

与慢性支气管炎患者相比，慢性阻塞性肺疾病患者的睡眠障碍是常见的。对活动和睡眠模式进行评估，确保最大限度地恢复睡眠。如果阻塞性睡眠呼吸暂停令患者睡眠不安，建议可以在睡眠中采取最佳姿势。

背部抬高可改善气道的不稳定性，在某些情况下侧卧位可以减轻症状。如果无创机械通气（如鼻持续气道正压）是必要的，这些身体姿势可有助于减少所需的通气支持。

6. 慢性阻塞性肺疾病康复治疗主要包括哪些措施?

使肺气肿患者的心肺功能和氧运输最大化的主要干预措施包括并发症的宣教、有氧运动、力量性训练、呼吸肌的训练（力量和耐力）或呼吸肌的休息、低流量给氧、机械通气支持的使用、胸壁活动度的运动训练、活动范围的练习、身体姿势、呼吸控制和咳嗽动作、清除气道分泌物的干预、放松、运动节奏、能量的保持。应用人体工程学对患者工作和家庭环境进行评估,进而设置最小的需氧量和能量消耗。

气流受限的长期治疗中,有氧和力量性训练的好处是利于氧运输受损患者的氧传输的改善。严重受限的患者通常不能以足够强度的有氧运动来实现运动的刺激效果。

这些患者从运动中受益可能是呼吸困难脱敏、提高运动效率和活动效率、改善的有氧运动耐量、改善的呼吸肌力量和耐力并增加了动力。运动强度依据呼吸困难的评级(修改 Borg 指数量表),结合运动试验的客观和其他主观反应来确定。然而,患者对运动的客观和主观反应,还反映出病理生理以外的许多因素。

7. 为什么强调调整慢性阻塞性肺疾病患者的呼吸模式?

慢性长期气流受限患者,需要改变他们的呼吸模式,这样他们的呼吸在压力舒张曲线中新陈代谢最有效的部分。这些患者趋向于呼气阶段延长,以最大限度地提高肺部气体混合和传输,目的是尽量减少通气时间常数的改变。促进这样的呼吸模式,患者往往缩唇呼吸,这可以产生背部压力,保持气道的开放。患者呼吸模式的代谢效率的进一步改善可通过改变的呼吸力学来实现,而不是强加不同的呼吸模式,这是不适宜的。呼吸力学的改变主要指调节患者的姿势来提高肺泡通气量、灌注、通气/灌注比平衡,从而减少心脏做功。

8. 慢性阻塞性肺疾病患者出现的慢性咳嗽症状如何缓解?

慢性咳嗽时,胸腔内压力增加,静脉回流受限,心排血量和冠状动脉灌注受限制,血压也增加。这些影响产生额外的心肌负荷,导致动脉血氧饱和度降低,并增加潜在的心律失常。指导患者控制呼吸和咳嗽动作,加上身体姿势和运动,可以使呼吸负荷最小化(即尽可能有效的肺泡通气和气体传输),尽可能有效地咳嗽(即最少的能量消耗产生最大作用)。

二、支气管哮喘

1.支气管哮喘的康复治疗原则包括哪些?

支气管哮喘的康复治疗原则包括:

(1)最大限度地提高患者的生活质量、整体健康,通过提高生理储备容量达到患者满意。

(2)宣教内容包括哮喘、自我管理、营养、体重控制、空气质量,还包括减少吸烟及戒烟、压力调节、药物治疗和使用、预防哮喘发作、感染控制。

(3)减少呼吸的阻力。

(4)提高有氧运动耐量和氧气运输的效率,提高身体耐力和运动耐量。

(5)提高整体肌肉力量和由此产生的外周循环对氧的利用,为患者设计全面的终身健康和康复计划。

2.支气管哮喘的康复治疗主要包括哪些措施?

使哮喘患者心肺功能和氧运输最大化的主要干预措施包括教育、有氧运动、力量性运动、胸壁活动度的运动、活动范围练习、放松、运动节奏和压力调节。

3. 支气管哮喘患者在康复治疗过程中需要监测哪些生命体征?

监测患者的呼吸困难、呼吸窘迫、不适当的呼吸模式(深度和频率)、血氧饱和度和发绀(血氧饱和度延迟的指标)、心率、血压和心率血压乘积。心脏功能障碍或低血氧饱和度的患者需要监测心电图,尤其是运动期间。对呼吸困难的主观评估是使用修改后的 Borg 指数量表。

4. 为什么说宣教是支气管哮喘患者管理的核心?

宣教是哮喘管理的核心。教导患者最基本的疾病发生的病理生理。其他核心议题,包括预防健康实践(如感冒和流感预防)、流感疫苗注射、药物种类、管理和效果、有氧运动、营养、体重控制、水合作用、空气质量管控,包括减少吸烟或戒烟、放松和压力管理、综合的终身自我管理康复计划获益。

必须特别注意关于药物和吸入器的使用。这些都是患者常用却不了解的(即患者不熟悉所使用的药物的基本动力学,从而不能产生最佳效果)。吸入器经常发生使用不当,因此,患者没有发挥出药物的全部效力。应严格遵守吸入器的供应商提供的使用方法。许多类型的吸入器都有不同的使用方法。在不遵守指导时,患者的时间和精力因使用吸入器无效而浪费,也没有发挥药物的全部药效,而且通过过量吸入来弥补吸入器使用无效,可能会增加患者药物治疗的副作用,同时也造成了经济浪费。

5. 在为支气管哮喘患者开具运动处方时需要注意什么?

运动处方参数设置在支气管痉挛阈值下,建立在完善的体适能等运动测试的基础上。运动训练能使患者确定最佳的有氧运动能力和药物之间的平衡和运动的最佳的物理环境。温度和湿度对哮喘患者在运动时都有很大的影响。

三、支气管扩张症

1. 需要关注支气管扩张症患者哪些功能障碍?

支气管扩张症患者有丰富顽强的分泌物,肺的过度膨胀和受损的呼吸力学、低效的呼吸模式,降低了分泌物的清除能力,降低了有氧代谢能力,并产生整体疲劳感。同时,慢性咳嗽发作时,增加了胸廓内的压力,限制了静脉回流,心排血量和冠状动脉灌注也受到限制,血压也会升高。这些影响对心肌施加了额外的压力,导致血氧饱和度降低,并增加潜在的心律失常和心脏功能障碍的风险。

2. 支气管扩张症的康复治疗原则包括哪些?

支气管扩张症的康复治疗原则包括:

(1)最大限度地提高患者的生活质量和整体健康,通过提高生理储备容量达到满意。

(2)宣教内容包括支气管扩张、自我管理、营养、体重控制、减少吸烟及戒烟、压力调节、药物治疗和使用、感染控制。

(3)促进黏膜纤毛的运输。

(4)优化分泌物的清除。

(5)优化肺泡通气量。

（6）优化肺活量、肺容量和肺流量。

（7）优化通气/灌注比，以及气体交换。

（8）减少呼吸的负荷。

（9）提高有氧运动耐量和氧气运输的效率。

（10）提高身体耐力和运动耐量。

（11）提高整体肌肉力量和由此产生的外周循环对氧的利用。

（12）为患者设计全面的终身健康和康复计划。

3. 支气管扩张症的康复治疗主要包括哪些措施？

支气管扩张症患者心肺功能和氧运输最大化的主要干预措施包括宣教、有氧运动、力量性训练、胸壁活动度的运动、活动范围练习、体位、呼吸控制和咳嗽训练、气道分泌物清除、充足的休息、睡眠和放松、活动的节奏和能量的保持。明确引发症状的因素，避免接触。应用人体工程学评估患者的工作和家庭环境，可使这些功能最大化。

4. 支气管扩张症患者的气道廓清技术包括哪几种？

- 体位引流

体位引流是基于支气管树的解剖结构，通过体位摆放，将支气管出口垂直朝下，利用重力的作用，将各支气管中的分泌物移动到中心气道的方法。

- 主动循环呼吸技术

主动循环呼吸技术是一组特定的呼吸练习，能有效清除气道内多余分泌物，尤其是外周小气道内分泌物，其主要由 3 个部分组成：呼吸控制、深呼吸和用力呼气技术。

• 自主引流

自主引流是通过最优化痰液所在支气管内的气流来移除分泌物,即使得经过该段支气管内的气流量及气流速度(尤其是气流速度)尽可能达到该支气管所能承受的最大值。通常来说,越用力呼气,胸膜腔内压越高,呼气流速越快,但是对于慢性呼吸道疾病患者来说,胸膜腔内压越高,小气道越容易塌陷闭合,呼气流速反而越慢,反而平静呼吸能得到更快的呼气流速。因此,在进行自主引流时,慢性呼吸道疾病患者需在不同肺容积位下平静呼吸,以松动、聚集和排出支气管内分泌物,而非慢性呼吸道疾病等无气道狭窄痉挛的患者,则可以在每次呼气时稍用力呼气,但切忌不能过度用力。

• 呼气正压技术

呼气正压技术是通过专门的呼吸正压装置,在患者呼气时提供正压,来移除患者气道内分泌物的方法。通常呼气正压装置分为振荡型呼气正压和非振荡型呼气正压两种。

• 叩拍

叩拍是将双手弓成杯状,交替给予胸部有力的拍击,对胸壁产生震动,以松动黏滞在气道中的分泌物。一般情况下,叩拍是双手交替进行操作,但是某些区域范围小的位置,单手操作可能更合适,也可以使用特定的硅胶拍背器。

• 高频胸壁振荡

通常是使用高频胸壁振荡排痰机,以较高的频率压迫胸壁引起气道内产生气流振荡,以及气道壁振动,从而使痰液从气道内脱落,提高患者分泌物的清除能力。

• 有效咳嗽

咳嗽是呼吸道疾病患者常有的症状,同时也是肺部重要的保护机制。指导患者进行咳嗽被认为是最有效的气道廓清手段,同时,咳嗽是体位引流、叩拍、振动等传统气道廓清技术的重要环节。咳嗽可以自主引发或者自然发生,往往是因为咽部机械性刺激而诱发反射,或分泌物过多而增加黏液纤毛刺激。咳嗽除了能松动、排出分泌物外,在咳嗽时能产生一个高压,能使塌陷的肺组织再扩张。

四、间质性肺疾病

1.需要关注间质性肺疾病患者哪些功能障碍?

随着病情的发展,肺总量和肺活量降低。残气量通常是正常的。最大流速往往是随着顺应性的降低而增加,呼吸的动力、呼吸的频率和生理潮气量占肺总量的比例均增加。弥散能力可能会减弱,但这可能只在运动时明显(即血氧饱和度低和呼吸困难)。运动诱导的氧饱和度降低,以及部分的动脉氧分压减少反映了分流,通气/灌注比失衡。

2.间质性肺疾病的康复治疗原则包括哪些?

间质性肺疾病的康复治疗原则包括:

(1)最大限度地提高患者的生活质量和整体健康,通过提高生理储备容量达到患者满意。

(2)宣教内容包括间质性肺疾病、自我管理、营养、控制体重、减少吸烟及戒烟、调节压力和放松、药物及其使用、预防、健康促进和感染控制。

(3)优化肺泡通气。

（4）优化肺容量和肺活量。

（5）优化通气/灌注比。

（6）促进纤毛的运输。

（7）减少呼吸的阻力。

（8）减少心脏的负荷。

（9）提高有氧运动耐量和氧气运输的效率。

（10）提高身体耐力和运动耐量。

（11）提高整体肌肉力量和由此产生的外周循环对氧的利用，为患者设计全面的终身健康和康复计划。

3. 间质性肺疾病的康复治疗主要包括哪些措施？

间质性肺疾病患者心肺功能和氧运输最大化的主要干预措施包括宣教、有氧运动、力量性训练、胸壁活动度的运动、活动范围练习、体位、呼吸控制和咳嗽训练、放松、运动节奏和能量保持。应用人体工程学评估患者的工作和家庭环境，可使这些功能最大化。

4. 在为间质性肺疾病患者开具运动处方时需要注意什么？

在有氧运动期间，间质性肺疾病患者容易出现动脉缺氧：在睡眠中血氧饱和度降低的患者，在运动中需要吸氧。运动强度的规定是基于动脉血氧饱和度、呼吸困难、心脏的负荷，并结合其他客观反应等。